DES

DIFFORMITÉS DES DOIGTS

(DACTYLOLYSES)

DACTYLOLYSES ESSENTIELLES (AINHUM)

DACTYLOLYSES DE CAUSE INTERNE ET DE CAUSE EXTERNE.

ÉTUDE DE SÉMÉIOLOGIE

PAR

LE Dr G. BEAUREGARD

(DU HAVRE)

ACCOMPAGNÉE DE SIX PLANCHES

PARIS

LIBRAIRIE J.-B. BAILLIÈRE ET FILS

19, rue Hautefeuille, près du boulevard Saint-Germain.

1875

DIFFORMITÉS DES DOIGTS

(DACTYLOLYSES)

ÉTUDE DE SÉMÉIOLOGIE

Paris. A. Parent, imprimeur de la Faculté de Médecine, rue M^r-le-Prince, 31.

DES

DIFFORMITÉS DES DOIGTS

(DACTYLOLYSES)

DACTYLOLYSES ESSENTIELLES (AINHUM)
DACTYLOLYSES DE CAUSE INTERNE ET DE CAUSE EXTERNE.

ÉTUDE DE SÉMÉIOLOGIE

PAR

LE Dr G. BEAUREGARD

(DU HAVRE)

ACCOMPAGNÉE DE SEPT PLANCHES

PARIS

LIBRAIRIE J.-B. BAILLIÈRE ET FILS

19, rue Hautefeuille, près du boulevard Saint-Germain.

1875

AVANT-PROPOS.

« Imaginer, réfléchir, se souvenir, voilà les trois principales facultés de notre esprit. «
(VAUVENARGUES, *Introduction à la connaissance de l'esprit humain.*)

« L'homme doit, dit-on, son intelligence à ses mains »
(*Bernardin de Saint-Pierre*) (1).

Bien que, avec notre illustre compatriote, nous trouvions quelque exagération en cette assertion, nous sommes d'avis cependant, et le lecteur, nous l'espérons, sera de notre opinion, que l'étude de ces organes ne peut être qu'intéressante et utile.

Dès longtemps, les enseignements que nous avons reçus de notre excellent père, les opérations que nous lui avons si souvent vu pratiquer sur les doigts, nos propres études enfin nous avaient donné le désir de connaître à fond les particularités anatomiques et pathologiques de ces organes.

En traitant la *séméiotique des dactylolyses*, nous avons entrepris un travail absolument nôtre et au développement duquel toutes les branches de la médecine seront tour à tour appelées à contribuer.

Puisse le lecteur n'avoir pas à nous reprocher de nous être trop écarté des lois que tout écrivain doit respecter !

« Imaginer, réfléchir, se souvenir, voilà, a dit Vauvenargues, les trois principales qualités de notre esprit. »

(1) Bernardin de Saint-Pierre, *Études sur la nature*, p. 210. Paris, 1841.

DES

DIFFORMITÉS DES DOIGTS

(DACTYLOLYSES)

ÉTUDE DE SÉMÉIOLOGIE

¡INTRODUCTION ET CLASSIFICATION.

Les doigts, en raison même de leurs fonctions multiples
et de leur situation superficielle, sont sujets à de nombreuses blessures, d'où résultent des affections de toutes sortes.
L'étude pathologique de ces organes a donc dès longtemps
attiré l'attention des chirurgiens. Il est étonnant cependant
de voir tous les auteurs mentionner les étranglements, les
sillons, les amputations complètes ou partielles, les difformités et les raccourcissements portant sur ces membres, et
cela sans qu'aucun d'eux ait cherché à rapprocher ces déformations singulières pour montrer combien sont différé-
rentes, suivant les cas, les indications qu'elles peuvent
fournir aussi bien à la prognose qu'au traitement et à la
prothèse.

Combler ce desideratum de la pathologie dactylienne, tel
sera le but de notre travail.

Sous le nom de *dactylolyse* (δακτυλος, doigt, et λυω,
rompre, briser), nous étudierons toutes les difformités caractérisées par un étranglement accentué, un sillon profond
causé par une perte de substance considérable, pouvant al-

ler jusqu'à la fracture, le raccourcissement, l'amputation du doigt.

Nous laissons de côté les crevasses, les sillons sans importance, bien qu'ils soient parfois très-profonds et que l'on voit survenir dans les engelures; de même aussi, ces entailles profondes, ces écrasements, ces arrachements, ces amputations qui ne relèvent que du traumatisme.

Pour nous, une dactylolyse ne survient jamais que comme résultat d'un travail physiologique ou pathologique, réaction de l'organisme déterminée parfois par le traumatisme, mais souvent aussi par des causes internes.

De là suit que nous avons préféré le mot peut-être un peu barbare de *dactylolyse* à celui d'*exérèse* (εξ de, hors, et αίρεϊν, prendre, enlever), qui indique surtout l'ablation d'un membre, mais non sa rupture et son raccourcissement. En outre, nous ferons remarquer que le mot exérèse n'indique nullement le siége de la lésion et qu'en somme *dactylolyse* est plus simple qu'*exérèse des doigts*.

Les recherches auxquelles nous nous sommes livré nous ont permis de classer étiologiquement comme il suit les dactylolyses que l'on rencontre sur les doigts :

Dactylolyses dont la cause et la nature sont inconnues ;

Dactylolyses déterminées sous l'influence d'une cause externe;

Dactylolyses de cause interne.

Cet ordre nous a semblé préférable à celui qui aurait été basé sur le siége du sillon. Il faut en effet savoir que les dactylolyses ne respectent guère les différences qui existent dans les tissus, et qu'elles envahissent fréquemment tous les tissus des doigts simultanément.

Aux dactylolyses de cause inconnue, dactylolyses essentielles, se rattache une seule maladie, encore est-elle complètement inconnue en Europe et tout à fait ignorée de la plupart des médecins. Nous en avons entrepris l'étude détaillée, parce que cette lésion montre bien au lecteur ce que nous entendons par *dactylolyse*.

Dans les dactylolyses de cause externe, nous comprenons les dactylolyses congénitales, les sillons, les amputations des doigts qui surviennent pendant la vie intra-utérine, les dactylolyses traumatiques, celles qui sont le résultat d'étranglements causés par des bagues. A ce groupe encore, nous avons rapporté les destructions plus ou moins complètes des phalanges, survenues dans le cours des panaris profonds, le panaris étant toujours la suite d'un traumatisme (1), relevant par cela même d'une cause externe. Dans ce dernier cas, la dactylolyse sera secondaire.

Enfin, un troisième chapitre réunira toutes les dactylolyses de causes internes. Et à ce sujet deux sous-divisions nous semblent importantes à établir :

1° Causes internes caractérisées par une modification de la crase sanguine ;

2° Causes internes coexistant avec les troubles de l'innervation.

La première subdivision comprendra les dactylolyses qu'on rencontre dans les affections des doigts, survenant dans le cours des maladies constitutionnelles, surtout de la *scrofule* et de la *syphilis*.

La seconde renfermera les amputations et les sillons des doigts, déterminés par la sclérodermie et l'éléphantiasis d'une part (lésions des centres nerveux) ; par l'asphyxie locale des extrémités et la lèpre d'autre part (altérations des nerfs périphériques).

Par cette classification rapide, on voit que longue est la tâche que nous nous sommes tracée, nous ne l'allongerons

(1) Serey, Du panaris vrai, th. de Paris, 1873, n° 339.

pas encore par une étude anatomique et physiologique des doigts. Nous nous contenterons de renvoyer le lecteur aux ouvrages spéciaux d'anatomie et de physiologie. Chacun sait, en effet, que les doigts et les orteils sont composés de trois parties distinctes (phalange, phalangine, phalangette). Le pouce et le gros orteil n'ont que deux de ces parties. Tout doigt peut être, en outre, considéré comme formé de tissus superficiels soutenus par un squelette, constituant les tissus profonds. La peau, le tissu cellulaire sous-cutané avec les nerfs et vaisseaux du doigt, les tendons extenseurs et fléchisseurs avec leurs gaînes, constituent ce que nous appelons les tissus superficiels. Les os, leur périoste, les articulations forment pour nous les tissus profonds.

Avant d'entrer dans l'étude détaillée des diverses dactylolyses dont nous avons donné la classification, nous rappelerons au lecteur que « l'universalité des connaissances dans le même individu est une chimère (1). » Cette vérité, formulée par Bichat, nous excusera d'avoir, dans les divers chapitres qui vont suivre, développé peut-être à l'excès quelques parties et donné sur certaines autres de trop brefs renseignements.

A notre cher maître, M. Lallier, nous devons ici un témoignage de vive reconnaissance pour les conseils qu'il nous a donnés, et pour l'amabilité avec laquelle il a daigné mettre à notre disposition les ouvrages étrangers que renferme sa bibliothèque.

Nour remercions, en outre, MM. Chassaignac et Cusco de l'intérêt qu'ils ont bien voulu nous témoigner quand nous leur avons parlé du travail que nous nous proposions d'entreprendre. M. Delens nous a donné d'utiles renseignements et pour la rédaction de ces pages, et pour la confection de nos planches, nous l'en remercions bien vivement.

(1) Bichat. Etudes sur la vie et sur la mort, p. 128. Paris, 1805.

CHAPITRE PREMIER

(DACTYLOLYSE ESSENTIELLE : *Ainhüm*)

> Ce n'est pas dans la stupide Afrique, mais aux
> Indes, dont l'antique sagesse est si renommée,
> que les maux du genre humain sont portés à leur
> comble (BERNARDIN DE ST-PIERRE, *Etudes sur la
> nature*, t. I, p. 236, Paris, 1841).

HISTORIQUE. — *L'ainhüm est une affection singulière,*
étudiée pour la première fois par les D^{rs} Da Silva Lima et Wucherer, médecins de la province de Bahia (Brésil). Ils la firent connaître dans un travail publié d'abord dans la *Gazcta medica* de Bahia (1), puis dans la *Gazeta médica* de
Lisboa (2). Cet excellent mémoire fut traduit, la même
année, en français, dans les *Archives de médecine navale* (3), par le D^r Le Roy de Méricourt.

Le retentissement qu'obtint à cette époque le récit du
D^r Da Silva, la singularité de la maladie et la difficulté qu'on
éprouvait à en déterminer la nature, portèrent, quelques
mois après, le Dr Hermann Weber à soumettre la question à
la Société pathologique de Londres (4). La même année, le
Dr Collas (5), médecin en chef de la marine, observait, chez

(1) *Estudo sobre o « Ainhüm» malestia ainda não descripta, peculiar
a raca Ethiopica, e affectando os dedos minimo dos pés*, pelo Dr J.-F.
Da Silva Lima, medico do Hospital da Caridade, *Gazeta medica di
Bahia*, anno 1, n° 13, p. 146.

(2) *Id. Gazeta medica de Lisboa*, n^{os} du 28 juin, du 13 et du 28 juillet 1867.

(3) *Archives de médecine navale*, Paris 1867, vol. VIII, p. 228-238
et 206-216.

(4) *Transactions of London, Pathological Society*, vol. XVIII, p. 277.

(5) Collas, *Notes ur la maladie décrite sous le nom* d'Ainhum, *observée chez les Hindous. Archives de médecine navale*, Paris 1867, vol. VIII
p 357-368

les Hindoux, la maladie que le D^r Da Silva avait étudiée chez les nègres africains et lui attribuait, dans sa description d'ailleurs pleine d'intérêt, un caractère et une origine sur lesquels nous aurons ultérieurement à donner notre sentiment.

L'ainhüm avait, on le voit, soulevé quelques discussions, ouvert quelques aperçus, dans le cours de l'année 1867, et on aurait pu penser qu'un sujet aussi curieux continuerait à intéresser les médecins établis dans les contrées équatoriales, et verrait, les faits se multipliant, la solution des problèmes que son étude avait si rapidement soulevés. Cela ne fut cependant pas, car, à notre connaissance, aucun ouvrage traitant de l'ainhüm ne parut pendant les années suivantes, et ce fut en 1871 seulement que, dans une *étude synthétique sur les maladies endémiques*, le Dr Jules Rochard (1) fit mention très-brièvement de l'ainhüm, classant cette affection parmi les maladies dont la cause est encore inconnue, et déclarant adopter provisoirement, dans l'attente de faits plus nombreux et plus concluants, l'opinion du Dr Collas sur la nature du mal.

L'année suivante, 1872, paraissait dans les *Archives de Virchow* un article publié par le Dr Wucherer (2), auquel fait allusion le Dr Menzel, quand dans son mémoire, il cherche à rapprocher sa *dactylolyse spontanée* de l'ainhüm. Enfin, en 1873, l'ainhüm sembla avoir acquis droit de cité dans les ouvrages classiques, le Dr Tilbury Fox, dans son traité des maladies de la peau (3e édition, p. 312), en donne une rapide description.

SYNONYMIE. — D'après les travaux que nous venons de

(1) Rochard, *Archives de médecine navale*, vol. XV, p. 257-344 et tirage à part.

(2) *Virchow's Arch. fur path. Anat.*, p. 374. Bd. 36, Heft. 3.

citer, le mot ainhüm qu'on devrait écrire « *ainhoüm* » signifie
dans la langue des nègres Nagâs « lier, serrer. » Cette ex-
pression, qui donne une idée assez juste du mal, est souvent
remplacée dans le pays, par le terme portugais *fricira,* qui
est loin d'être aussi exact et désigne seulement « une cre-
vasse, une engelure. » Enfin, quelques médecins du pays ont
appliqué, par extension, à cette affection la dénomination de
quigila, corruption, à ce qu'il semble, du mot *quigilia,* qui
indique une maladie toute différente, et que nous étudierons plus loin. Pour nous, bien que le Dr Collas déclare, dans
son travail, avoir donné le nom d'*exérèse spontanée* à cette
maladie qu'il étudiait depuis déjà longtemps quand parut
le travail du D^r Da Silva, nous en ferons, pour les raisons
que nous avons indiquées plus haut, une *dactylolyse essentielle,* particulière à la race noire.

DÉFINITION. — Purement locale, caractérisée par une
amputation sous-cutanée, affectant exclusivement, comme
il vient d'être dit, les Nègres et les Hindoux, cette lésion
siége toujours au petit orteil et consiste dans un étranglement circulaire qui se produit à sa racine et finit par la
transformer en un pédicule mince qui se romprait de lui-
même si on n'en pratiquait pas la section ; en même temps,
le petit orteil, dévié de sa direction, déformé, triplé de volume est converti en une masse sphéroïdale compacte com-
parable à une « petite patate ovoïde. »

FRÉQUENCE. — Au dire des malades, l'ainhüm ne serait
point une affection rare. Bien que ce soit au Brésil qu'elle
ait, pour la première fois, attiré l'attention de médecins
éclairés, ce n'est point en ce pays qu'elle offrirait la plus
grande fréquence, mais bien à la côte d'Afrique ; toutefois,
même à Bahia, le Dr Silva affirme que si on prend la peine

d'examiner les pieds des noirs africains, dans les lieux publics où ils se réunissent, on en rencontre toujours plusieurs auxquels manque l'un des petits orteils ou quelquefois cet organe à chaque pied. Autre fait qui prouve la fréquence de ce mal : le D**r** Paterson se souvient d'avoir excisé environ seize de ces doigts dans sa pratique. Enfin, au Brésil aussi bien que dans l'Inde, les malades viennent rarement réclamer les soins des chirurgiens, leurs barbiers ayant grande habitude de soigner cette affection et s'étant fait une spécialité de guérir l'ainhüm par la ligature ou l'excision. Ce fait explique peut-être pourquoi une maladie aussi singulière et fréquente est restée, jusqu'à ces dernières années, inconnue des médecins.

ÉTIOLOGIE. — Quant aux causes, tant prédisposantes que déterminantes, il faut avouer l'incertitude absolue dans laquelle se trouve la science. On s'expliquera ce fait par les difficultés qu'ont rencontré les observateurs qui, au Brésil, ont affaire à des nègres ignorants, peu aptes à donner des renseignements précis. Les médecins, dans l'Hindoustan, se voient forcés le plus souvent, « en ce qui concerne les commémoratifs, de se conduire comme les vétérinaires, les malades ne sachant pas, ou bien mentant. »

Causes prédisposantes. — Pour les causes prédisposantes, cependant, nous pouvons dire que l'ainhüm est une affection particulière à la race nègre. Elle n'a été, jusqu'ici, observée que chez les esclaves noirs que l'on a transportés de la côte africaine au Brésil, et qui, pour la plupart, sont de race éthiopienne ; et chez les Hindoux appartenant au rameau tamoul. Ce rameau, à ce que dit le D**r** Collas, descendrait des peuples noirs dravidiens par les premiers

Ariens qui envahirent l'Hindoustan bien longtemps avant les grandes migrations brahmaniques. Chez les tribus du rameau tamoul, la maladie se serait donc transmise par héritage, et comme ce rameau ne jouit d'aucune immunité pathologique, que ses maladies sont les mêmes que celles des autres rameaux de la branche arienne qui habite l'Hindoustan, il y aurait lieu de penser que tous les Hindoux peuvent être affectés par l'ainhüm. On est amené, de la sorte, à considérer l'affection indienne et la brésilienne comme identiques et de même nature, malgré les quelques dissemblances mentionnées par les observateurs dans l'aspect des orteils malades ; dissemblances, d'ailleurs minimes, et faciles à comprendre, les deux peuples, sur lesquels on observe ce mal, différant aujourd'hui, aussi bien par leurs habitudes hygiéniques et les conditions climatériques dans lesquelles ils se trouvent, que par les modifications subies par l'organisme individuel sous l'influence des croisements.

Ce mal, dit Herman Weber, n'offre par ses caractères, rien qui permette de comprendre cette localisation à la race nègre et à ses descendants. Mais ce qui étonne plus encore, c'est que cette maladie semble affecter seulement certains peuples nègres, certains pays. En effet, le Dr Collas affirme qu'à la Réunion, où pour rechercher certaines maladies du pied, il a examiné ces organes chez un très-grand nombre de nègres et de créoles (côte orientale d'Afrique, et habitants de Madagascar), jamais il n'a observé l'amputation sous-cutanée singulière qui caractérise le mal dont nous nous occupons.

Le sexe semble jouer un certain rôle dans l'apparition de l'ainhüm. Relativement fréquente chez les nègres, l'affection est très-rare chez les négresses. C'est du moins ce qui paraît établi pour la province de Bahia. Il n'en serait point de même, au dire des noirs, à la côte d'Afrique, où les hommes et les femmes sont indistinctement attaqués. Dans l'Inde, le Dr Collas ne semble point avoir cherché à élucider cette intéressante question.

L'hérédité a une importance très-grande; un malade du D^r Da Silva lui aurait appris que l'ainhüm, en Afrique, est une maladie particulière à certaines *geracões* (familles), dont tous les membres sont atteints. Peut-être est-ce encore à l'hérédité qu'il faut attribuer ce fait que la maladie semble avoir moins de force chez les créoles. Elle les frappe plus rarement, et chez eux respecte presque toujours les femmes.

L'ainhüm n'est point contagieux, bien que les nègres, probablement par analogie avec certaines maladies vermineuses auxquels ils sont sujets (filaire, ver macaque, chique, *nigua*, ou puce pénétrante, pied de madura), l'attribuent à la présence d'un parasite. Mais rien dans la marche et les symptômes de la maladie ne permet d'adopter cette hypothèse que nous rejetons absolument, aussi bien au point de vue de l'étiologie que de l'étiogénèse.

Ce n'est point, non plus, des conditions hygiéniques que semble dépendre l'ainhüm.

Causes déterminantes ou occasionnelles. — Si les causes prédisposantes offrent à la science peu de renseignements utiles, les causes déterminantes sont encore moins fécondes. Les travaux pénibles auxquels sont astreints les esclaves du Brésil ne semblent entrer pour rien dans l'apparition de l'ainhüm. Le D^r Da Silva avait pensé un moment que l'habitude qu'ont les noirs esclaves de marcher nu-pieds pouvait être une cause, mais il fut obligé d'abandonner cette hypothèse quand il eut constaté que les nègres libres, habitués dès l'enfance à porter des chaussures, étaient néanmoins frappés comme leurs compatriotes réduits à la servitude.

Nous mentionnerons, seulement pour mémoire l'hypothèse qui ferait dépendre l'ainhüm d'une habitude qu'auraient les nègres de serrer d'un lien leurs petits orteils. Cette pratique, en effet, n'est en usage que chez les individus atteints déjà de la maladie. Ce n'est donc pas une cause, mais une conséquence curatrice de l'affection.

En résumé, nous pouvons dire avec l'auteur portugais que l'étiologie de cette dégénérescence est encore enveloppée d'un profond mystère, comme bien d'autres maladies, dont les investigations les plus minutieuses n'ont pu jusqu'à présent faire connaître l'origine.

SYMPTOMATOLOGIE. — L'ainhüm commence ordinairement par une *frieira*, espèce de sillon plus ou moins régulièrement circulaire, parfois excorié, autour du petit orteil. Cet organe étant le siége exclusif de la maladie, sans qu'on ait jamais observé de retentissement sur l'organisme. nous n'aurons à décrire que des symptômes locaux, et pour cela faire méthodiquement, nous les diviserons en *signes physiques* et *signes fonctionnels*.

Signes physiques. — Les premiers, comme on va le voir, constituent à eux seuls presque toute l'affection. Mais, avant d'entrer dans cette étude, voyons de quelle manière ingénieuse le Dr Collas en retrace sommairement les grands caractères.

« Si, sur un petit orteil modelé en cire, on applique un très-mince lien circulaire *en arrière* de la tête de la première phalange, et qu'on le serre bien perpendiculairement à son grand axe, en ayant soin de s'arrêter au moment même où la section va se compléter, on aura un *sillon*

profond, en *coup de couteau*, formé par deux surfaces parallèles, réunies par *un pédoncule* central de petites dimensions. Tel est l'aspect des petits orteils observés. La peau
des deux surfaces du sillon est ordinairement saine, nor-
malement colorée, sans ulcérations ni cicatrices. Il en est
de même de celle qui la continue sur la partie du doigt qui
va tomber et sur celle du moignon. »

Donnons maintenant quelques détails sur ces signes physiques, on le voit, peu compliqués et peu nombreux.

Sillon. — Le sillon singulier, dont il est question, n'est
au début qu'une légère dépression un peu moins que demi-
circulaire, occupant la face interne et inférieure de la racine
du doigt, coïncidant avec le sillon digito-plantaire, sans
ulcération permanente. Il s'étend peu à peu vers la face
dorsale et plus tard atteint la face externe de l'orteil et se
creuse, au point que le mince pédicule qui relie l'organe
malade au pied n'est visible que par l'écartement des surfaces opposées du sillon. Cet écartement ne s'obtient qu'en
imprimant à l'orteil des mouvements de latéralité. Parfois,
mais rarement, le sillon circulaire reste incomplet, et on
observe une bande fort étroite des téguments de la face
externe demeurée intacte.

Pédicule. — Le pédicule s'étrangle assez lentement ; il
est constitué par les parties molles et par l'os phalangien
au début de l'affection ; mais l'os dans une période plus
avancée se réduit peu à peu de volume ; il ne se ramollit pas,
au contraire ; mais, bien qu'il ait conservé sa dureté, il subit
une telle atrophie, qu'à une époque plus ou moins tardive,
il est incapable de résister à un simple choc. Ce n'est pas
sur l'articulation métatarso-phalangienne, mais le plus souvent sur la première phalange, que portent ces modifica-

.tions. Ces détails, bien qu'appartenant plutôt à l'anatomie pathologique, trouvent ici leur place, parce qu'ils serviront à expliquer certains des signes fonctionnels.

Volume. — A mesure que se forme l'étranglement, l'os augmente de volume jusqu'à devenir deux et trois fois plus gros que le petit orteil de l'autre pied; en même temps qu'il se gonfle, il s'arrondit plus ou moins régulièrement et finit par prendre la forme d'une petite patate ovoïde, ayant à peu près la dimension d'une cerise de moyenne grosseur.

Direction. — Sa direction est le plus souvent modifiée. D'une part, la compression déterminée par le sillon détruit peu à peu les tendons du côté interne attaqué le premier par le mal. De là, prédominance des tendons du bord externe et rupture d'équilibre dans les forces musculaires; ces altérations appartiennent aux périodes encore peu avancées. D'autre part, l'os phalangien étant atrophié, puis détruit dans le cours de cette maladie, dont le terme obligé est une amputation sous-cutanée, le pédoncule n'est bientôt plus composé que de parties molles, éléments incapables de conserver sa direction normale à l'organe augmenté de poids en même temps que de volume.

De ces causes variées, résulte que l'orteil se déplace à des époques de plus en plus tardives; d'abord suivant son axe antéro-postérieur, en exécutant un mouvement de torsion, de rotation plus ou moins prononcé, qui amène la face dorsale à regarder en dehors. Plus tard, l'os phalangien étant coupé dans sa continuité, le bout supérieur éprouve, suivant l'axe vertical passant par le centre de l'articulation méta-tarso-phalangienne, un mouvement qui le porte d'arrière en avant et de dedans en dehors, l'écartant notablement

du quatrième orteil ; tandis qu'au contraire le bout inférieur,
se rapprochant par son extrémité libre du quatrième doigt,
il en résulte que les deux portions de l'orteil rompu forment
avec l'annulaire du pied un triangle irrégulier, dont les
quatre angles sont constitués : le premier, par l'articulation
métatarso-phalangienne ; le second, par les extrémités
libres des deux orteils ; le troisième, par le pédoncule qui
siége au niveau de la fracture. Enfin, et à la période ultime
du mal, la destruction de l'os ayant toujours progressé, et
les parties molles, qui réunissent encore l'orteil au métatarse, allant toujours en s'atrophiant, le doigt devient d'une
mobilité telle qu'on peut lui faire prendre toutes les directions, qu'il pend lorsque le talon touche la terre, la pointe
du pied étant relevée ; qu'il vacille de côté et d'autre au
moindre mouvement, et n'a plus de direction fixe. La
marche, dans de telles conditions, devient, on le comprend,
extrèmement pénible, ce qui détermine presque toujours
les malades à se faire opérer.

Coloration, température. — La couleur de la peau n'est
pas ordinairement modifiée, il n'y a surtout point trace de
rougeur. Bien que les renseignements qu'aurait pu fournir
le thermomètre aient été négligés par les observateurs,
nous sommes porté à penser que la température demeure
normale, tout processus inflammatoire semblant étranger à
l'ainhüm.

Signes fonctionnels. — Comme nous l'avons dit,
ils offrent une importance bien inférieure à celle des
signes physiques ; ainsi, la mobilité de l'organe affecté
n'est atteinte que fort tardivement, et seulement alors
que l'orteil n'est plus relié au métatarse que par la peau et
le tissu cellulaire. Les mouvements volontaires, dont le
petit orteil est susceptible en temps ordinaire, sont très-

restreints, et la mobiliié anormale extrème, déterminée par la maladie, gêne le patient, le doigt roulant sous la plante du pied, quand, pendant la marche, on n'a pas soin de placer le talon le premier sur le sol.

Sensibilité. — « Je ne crois pas, dit le Dr Collas, que l'ainhüm soit douloureux. » Des récits qui nous sont faits par les autres auteurs, il résulte que, s'il n'y a pas ordinairement de douleurs spontanées, toutefois une pression exercée sur le gonflement détermine des élancements et des picotements fort désagréables. Cette sensibilité est surtout exagérée au niveau du sillon. Les chocs, qui sont fréquents, les nègres marchant nu-pieds, renouvellent incessamment ces douleurs qui finissent par déterminer le malade à se faire opérer.

Au moment de l'opération, il y a des douleurs quelquefois très-vives. Dans une de ses observations, le Dr Da Silva, rapporte qu'ayant cautérisé la surface traumatique avec le crayon de nitrate d'argent, cela causa au malade une douleur si aiguë, qu'il se mit à courir dans la salle, en poussant des cris. » Pendant les deux jours qui suivirent l'opération, les douleurs lancinantes que ressentait le patient l'empêchèrent de dormir.

ANATOMIE PATHOLOGIQUE. — Nous avons vu précédemment quel est l'aspect de l'orteil affecté d'ainhüm ; nous n'y reviendrons pas. Nous nous contenterons ici d'indiquer quelques particularités survenues dans le voisinage du mal ou dans les tissus, et nous nous occuperons surtout des altérations que le microscope permet de constater.

« La peau de la face dorsale des pieds offre assez fréquemment un aspect digne d'être noté ; elle est sèche, rude, plus noire que dans aucune autre région du corps, d'un aspect comme velouté et micacé, et cela d'autant plus marqué, que l'on examine la peau plus près de la racine des doigts sains sur lesquels on ne remarque rien de semblable ; à la loupe, on constate une innombrable quantité d'élévations épidermiques, taillées à facettes et brillantes ; elle ne paraît pas avoir une sensibilité moindre qu'à l'état normal, autant du moins qu'on peut en juger par le témoignage du patient. » (Dr Da Silva.)

La peau qui recouvre l'orteil malade est généralement épaissie, rugueuse, chagrinée, très-dure au toucher. Elle est très-rarement le siége d'ulcérations qui siégent le plus souvent sur les faces du sillon, ou bien au fond de ce sillon, sur le pédoncule même. Ces ulcérations semblent être de simples accidents, conséquence probable de « tentatives d'amputation par la ligature, de la malpropreté, du séjour de cette transpiration âcre des nègres du Brésil, d'une odeur fétide particulière à cette race, ou, enfin, d'un choc, d'un simple traumatisme auxquels ces individus semblent prédisposés par la conformation de leurs orteils, de leurs pieds, ou par leur manière défectueuse de marcher. Le Dr Collas s'étonne que ces ulcérations soient si rares : « Il paraîtrait plus naturel, dit-il, qu'une lésion, dans la continuité des parties molles, préparât la chute de l'extrémité unguéale de l'orteil. »

Si nous nous reportons aux observations du Dr Silva Lima, nous pouvons constater que ces ulcérations se rencontrent le plus souvent à un âge avancé de la maladie. Dans sa 2ᵉ observation «le sillon quasi-circulaire qui s'était formé peu à peu au niveau du pli digito-plantaire, allait se creuser de plus en plus. Il s'ulcéra depuis. » L'autre orteil du même malade présentait, lui aussi, les altérations de l'ainhüm, mais à un degré moindre ; il « était étranglé, au niveau du pli digito-plantaire, par un sillon peu profond non ulcéré. »

Parfois, au lieu d'ulcération, on trouve au fond du sillon quelques croûtes, sans qu'il y ait sécrétion bien abondante. Le plus souvent même, la sécrétion se réduit à une légère humidité.

Le Dr Collas trouve une certaine ressemblance entre les altérations qu'a présenté la peau chez plusieurs des malades dont l'observation a été donnée, et celles que l'on observe le plus souvent chez les lépreux. « Je veux parler, dit-il, du furfur que j'ai trouvé sur la plus grande masse des lépreux. » Dans l'ainhüm, cette lésion est plus rare encore que l'ulcération.

Au niveau du pédoncule, la peau est fort amincie. Celui-ci est tellement réduit parfois, qu'il ne dépasse pas 10 millimètres en épaisseur. Il est tantôt osseux, et tantôt composé de substances molles, comme nous l'avons déjà dit; il n'est pas toujours central. Le Dr Collas semblerait disposé à admettre deux variétés d'ainhüm : dans l'une, le pédoncule serait osseux et central; dans l'autre, il serait charnu et situé ailleurs que dans le grand diamètre de l'orteil.

L'ongle est normal, il regarde en dehors, par suite du mouvement de rotation qu'a subi l'orteil. Il ne présente jamais les altérations curieuses qu'il éprouve dans l'éléphantiasis des Grecs (1).

Pour les lésions subies par les tissus et que peut seul révéler le microscope, nous laissons la parole à Wucherer.

« En divisant longitudinalement un de ces doigts, de telle sorte que la section passe par l'ongle, en partageant le doigt en deux portions égales, dans les cas les plus avancés de la maladie, on trouve que la première phalange a entièrement disparu; il existe à peine quelques traces de la

(1) Voy. *Nouv. Dictionn. de méd. et de chir.*, art. Lèpre, par A. Hardy et Labarraque, Paris 1875, t. XX.

deuxième ; la dernière est celle qui est le moins réduite de volume. Ce qui reste de la phalange atteint à peine 3 millimètres de diamètre, les dimensions de la deuxième phalange d'un petit doigt sain étant de plus de 7 millimètres.

« On reconnaît bien l'articulation de la seconde avec la dernière phalange, et les surfaces articulaires opposées sont recouvertes de leur cartilage ; à la partie postérieure de ce qui reste de la deuxième phalange, il n'y a plus de catilage. En examinant au microscope les tissus qui composent le doigt, on trouve peu d'altérations de l'épiderme. Le volume occupé par le tissu adipeux sous-cutané se trouve très-augmenté aux dépens du tendon, des os et autres tissus ; on y rencontre à peine des traces de tissu conjonctif (*Bindegewebe*), principalement à l'entour des vaisseaux sanguins.

Des deux artères du doigt, l'externe seule existe. Le cartilage articulaire de la seconde et de la dernière phalange est aminci ; ses corpuscules sont plus petits et en moins grand nombre que dans le cartilage normal. Dans la substance hyaline qui sépare les corpuscules du catilage, se trouvent dispersés de nombreux noyaux adipeux. Les cavités de la substance spongieuse des os sont plus grandes qu'à l'état normal, aux dépens des lamelles concentriques qui entourent les canaux de Havers et se trouvent remplies de gros globules graisseux de couleur jaune ; les os sont comme cariés, on n'y trouve pas de trace de pus. Les corpuscules de l'os sont à peine perceptibles çà et là. » .

La maladie paraît consister en une atrophie ou dégénérescence adipeuse des parties par défaut de nutrition ; ce défaut de nutrition serait-il le résultat de la constriction à laquelle l'orteil est soumis ? » La description des altérations micrographiques observées par le Dr Weber dans un doigt amputé à la suite d'ainhüm ne diffère en aucun point im-

portant de celle du Dr Wucherer: Il signale seulement l'existence d'un tissu fibreux remplaçant l'os et les éléments
articulaires détruits.

Ces lignes sont tirées du travail du Dr Silva, traduction
de M. Le Roy de Méricourt. Mais depuis, le Dr Wucherer a
publié un travail auquel est annexé un supplément du professeur Schappel de Tubingen ; il étudia les lésions mi-
croscopiques sur un doigt amputé que lui fit parvenir le
Dr Wucherer. Voici de sa description ce qu'il nous a paru
intéressant de retenir.

« Nulle part, on n'observe, au microscope, d'infiltration
cellulaire qui pourrait être attribuée à un processus inflammatoire ou à une néoformation lépreuse. Pas de prolifération graisseuse. Le tissu fibreux au niveau du pédicule est
transformé en une masse homogène, cornée, semblable à
celle que l'on trouve dans les préparations qui ont été
quelque temps exposées à l'air, puis plongées dans l'alcool.
*De la marche de la maladie, aussi bien que des considéra-
tions anatomiques, il est évident que l'ainhüm n'a absolument rien de commun avec le processus lépreux.* »

On le voit l'étude micrographique de la lésion n'est point
de celles qui peuvent jeter un grand jour sur l'étiogénèse
et la nature de l'affection.

MARCHE. — La marche de la maladie est progressive,
et lente ; elle peut se prolonger pendant huit ou dix ans
(H. Weber). A la fin, la phalange étant fracturée, rompue,
l'orteil n'est retenu au métatarse que par un pédoncule
mince et fragile, que le moindre traumatisme suffit à rompre. D'autres fois, l'orteil tombe en gaugrène par la destruction des derniers vaisseaux et des filets nerveux qui entre-
tenaient encore un reste de vie dans l'organe. Mais il nous
faut dire que rares sont ces deux derniers modes de termi-

naison. Le plus souvent, les malades se débarrassent de l'orteil, en l'étranglant avec une ligature, ou bien en recourant à l'instrument tranchant. Ainsi, toujours l'ainhüm aboutit à une amputation, que le soin de l'opération soit laissé à la nature, ou que le chirurgien intervienne. Il n'est pas rare de voir le petit orteil d'un pied, étant malade depuis un certain temps, l'autre se prendre à son tour. En sorte qu'il est fréquent de rencontrer des nègres n'ayant plus ces petits organes.

Lorsque l'orteil est tombé, la cicatrisation se fait avec une rapidité singulière ; en quelques jours, toute trace d'opération a disparu, et, dit le Dr Collas, « on constate toujours l'absence de cette achromie que présentent les cicatrices peu anciennes de la peau des races fuligineuses et que, pendant un temps assez long, l'on observe sur les moignons des doigts des lépreux spontanément amputés. »

DIAGNOSTIC. — « En présence d'un premier cas d'ainhüm bien accentué, dit l'auteur que nous venons de citer, il est difficile de ne pas se laisser aller à l'idée d'une section par un lien circulairement appliqué. Telle a été ma première impression, telle a été celle du D^r Da Silva (Collas). »

« Mais cette idée ne peut durer que ce que dure un éclair. Il faudrait trop de science, de temps, de résignation, pour arriver à creuser ainsi un sillon aussi profond, aussi régulier. Je ne crois même pas que cela soit possible, ces trois éléments de succès existant. Aussi, faute des éléments de diagnostic, mon premier cas d'ainhüm ne fut pour moi autre chose qu'une monstruosité congénitale, un cas d'amputation incomplète, pour ne pas dire un cas d'*incertæ sedis* absolu (Collas). »

L'aspect de la maladie, son apparition sans cause appré-

ciable, sa marche lente et particulière, permettent facilement aux médecins du pays de la reconnaître; l'ainhüm,
maintenant qu'ils le connaissent, ne les étonne plus.

PRONOSTIC. — Il n'offre point de grande gravité, en ce
sens que la lésion est absolument locale, et n'a sur la constitution aucun retentissement préjudiciable au malade.
Mais l'ainhüm est gênant par les douleurs qu'à une période
avancée, il occasionne pendant la marche.

TRAITEMENT. — Il sera nécessairement local, toute
cause générale étant inconnue. D'ailleurs le traitement se
réduit à fort peu de chose. La cure du mal serait d'empê-
cher l'amputation, mais jusqu'ici les divers topiques (pom-
mades, onguents, etc.) employés surtout contre les ulcérations qu'on trouve parfois au fond du sillon, n'ont jamais
enrayé le mal ni retardé la chute de l'organe. Ne serait-il
pas rationnel, dit le D^r Da Silva, à défaut de meilleur
moyen, et dès que commence à se manifester la constriction circulaire de la peau, de pratiquer des incisions perpendiculaires au sillon initial. Le Dr Mirault (d'Angers)
semble avoir retiré quelque avantage de ce procédé, dans
un cas où la *Dactylolyse* a joué un grand rôle et que nous
décrirons plus loin (voir p. 85). « Je pense, dit encore Da
Silva, que ce serait mieux qu'un simple moyen palliatif,
s'il est reconnu que la destruction de l'os, et par suite du
doigt, est le résultat de cet anneau formé par le tégument
induré et contracté; mais c'est ce que l'expérience n'a pas
encore démontré. En attendant, c'est le seul moyen chirurgical à essayer qui présente le plus de chances favorables. »

OBSERVATION. — Pour donner une vue d'ensemble
de la singulière maladie dont nous venons d'étudier les
caractères en détail, nous résumerons comme il suit l'ob-

servation II du Dr Silva Lima. Elle offre en effet un type à peu près parfait d'ainhüm.

Obs. I. — Joachin, africain, esclave marin, depuis plusieurs mois hors de service, est un homme robuste, exempt de tout antécédent syphilitique et ne portant aucun indice de maladie cutanée.

Le mal aurait commencé il y a deux ans ; à mesure que l'orteil augmentait graduellement de volume, il se formait un sillon quasi-circulaire au niveau du pli digito-plantaire. Ce sillon se creusa de plus en plus et s'ulcéra plus tard ; parfois il suintait de cette ulcération linéaire une petite quantité d'un liquide purulent.

Actuellement le petit orteil a plus de deux fois son volume normal ; sa forme est celle d'une petite patate ovoïde ; la peau qui le recouvre est épaisse, chagrinée, très-rude au toucher. L'ongle est dirigé en dehors, cependant il n'offre rien de morbide.

Le doigt est écarté de l'orteil voisin d'environ un demi-pouce ; il a un mouvement oscillatoire de latéralité vers la face plantaire quand le malade marche ou qu'il agite le pied avec force ; le centre de ce mouvement est un sillon profond, circulaire, au niveau du pli digito-plantaire.

Le doigt n'a aucun mouvement actif, mais il peut être mobilisé dans toutes les directions ; on peut même lui imprimer un certain mouvement de rotation qui détermine quelque douleur. La sensibilité tactile est obscure, mais la compression cause des douleurs aussi vives que si l'on piquait le doigt avec un instrument piquant.

La marche est considérablement gênée par cette infirmité. Ce noir, comme tous ceux de sa condition marche toujours sans chaussures. En raison de cette incommodité, et des douleurs qu'il ressent à chaque mouvement du pied qu'il exécute sans précaution, le malade me pria avec instance de couper ce doigt, ce que j'exécutai en adaptant bien exactement les branches d'une petite paire de ciseaux de trousse de poche au fond du sillon et en divisant brusquement, d'un seul coup, les tissus étroits compris entre elles. Il y eut une douleur vive ; le doigt tomba et une artère donna un jet de sang.

La surface de la plaie n'atteignait pas les dimensions d'un bouton de chemise ; la cicatrisation marcha rapidement, et au bout de sept jours à partir de l'opération elle était complète.

Le petit orteil du pied gauche était également atteint, mais se trouvait à une période beaucoup moins avancée.

Une photographie des deux pieds fut prise la veille de l'opération Voy. pl. I, fig. 1).

NATURE. — L'étude peut-être un peu longue et détailée que nous avons faite de l'ainhüm trouve sa raison d'être, comme nous l'avons dit plus haut, dans ce fait que cette affection représente pour nous un type aussi complet que possible de *dactylolyse essentielle*. Je veux dire par là de dactylolyse dont la cause et la nature nous sont encore absolument inconnues.

La cause ou les causes de l'ainhüm, sont ignorées ; nous l'avons vu à l'article *Etiologie* ; nous ne reviendrons pas sur ce sujet.

Quant à la nature du mal, voici ce qu'en pensent les observateurs qui l'ont étudié sur les lieux. Montrons l'incertitude absolue où ils se trouvent au sujet de cette question, et notre classification sera par cela même pleinement justifiée.

Le Dr Silva Lima, après avoir, dans une dissertation pleine d'érudition, établi que l'ainhüm n'appartient pas plus à l'éléphantiasis des Arabes, qu'à l'éléphantiasis des Grecs ; après l'avoir comparé à l'affection singulière observée par le Dr Mirault (d'Angers), et prouvé par ce parallèle combien ces deux lésions diffèrent l'une de l'autre ; après avoir renié tout rapport entre les cas qu'il a observés et ceux décrits comme appartenant à la sclérodermie, termine ses recherches sur la nature de l'affection par ces mots : « Il est bien plus aisé de dire ce que cette maladie n'est pas que de dire ce qu'elle est. S'il n'existe aucune affection à laquelle l'*ainhüm* puisse être comparé, s'il a sa physionomie symptomatologique propre, et si ses caractères anatomopathologiques ne sont ceux d'aucune autre affection connue, je me crois en droit, jusqu'à ce que des études nouvelles et plus parfaites montrent le contraire, de considérer l'*ainhüm* comme une maladie, sinon entièrement nouvelle pour les praticiens brésiliens, du moins jusqu'à présent non décrite, et à laquelle d'autres plus autorisés que moi donneront la place qui lui convient dans le cadre nosologique. »

C'est ce qu'essaya de faire le Dr Collas dans le travail que nous avons, au cours de notre description, plusieurs fois cité.

Pour lui l'ainhüm dépendrait de la lèpre ; ce serait un «symptôme de lèpre». Il rappelle que cette dernière maladie si ancienne et si terrible, dont on connaît surtout la forme tuberculeuse et anesthésique, peut se caractériser parfois par des lésions portant spécialement sur les doigts ; il en fait ce qu'il nomme la *lèpre dactylienne*, qu'il subdivise en atrophiante, contracturante, unguéale et amputante. Cette dernière forme surtout aurait, selon l'auteur, des relations fort étroites avec l'ainhüm. Nous verrons plus loin en quoi consiste cette forme amputante et combien elle diffère dans sa marche et par ses caractères de l'affection des petits orteils.

Une grande importance, à son sens, s'attache aux ulcérations, au furfur, qui s'observent si rarement dans l'ainhüm ; à l'aspect noirâtre qu'a présenté parfois la peau de la face dorsale du pied. Collas la compare à celui de la lèpre noire (*ctroupou Kustham*) des médecins tamouls. Enfin, dit-il (montrant par là combien son hypothèse, même à ses propres yeux, peut offrir d'objections), « il n'y a, dans l'opinion que je professe, rien qui ne soit acceptable, surtout si on songe que la lèpre est endémique dans l'Inde et qu'elle y fait d'aussi grands ravages sur ses habitants que sur les peuples africains (Collas) ».

Cette phrase par elle-même ne nous offre-t-elle pas un argument ? Il est certain que les ulcérations, le furfur, la teinte noirâtre de la peau, sont des signes connus de lèpre, mais par ce fait que les Hindous et les nègres en sont fréquemment atteints, ne peut-on point penser à une coexistence de deux affections, l'existence de l'ainhüm, localisant sur le petit orteil les manifestions d'une maladie à laquelle le patient serait prédisposé.

Ne semble-t-il pas étonnant, encore, si l'ainhüm est une affection lépreuse, que jamais on n'ait observé sur d'autres parties du corps des symptômes de l'éléphantiasis des Grecs. C'est cependant ce qu'a observé le Dr Silva Lima : « Il y a peu de temps, dit-il, j'ai visité l'hôpital des lépreux de Bahia, avec les Drs Caldos et Wucherer, nous y avons trouvé rassemblés 25 malades, 15 hommes et 10 femmes : les uns étaient atteints de lèpre tuberculeuse, d'autres de lèpre tuberculeuse et de *gaferia*, et très-peu de *gaferia* seulement. Sur aucun de ces sujets, nous n'avons pu découvrir apparence d'*ainhüm*, pas même sur aucun des 5 Africains qui figuraient au nombre des 25 lépreux. »

Enfin, d'après tous les récits qui sont faits de la maladie qui nous occupe, elle a pour caractère d'être purement locale et de ne s'accompagner d'aucun trouble sur d'autres portions du corps.

Le Dr Jules Rochard, avons-nous dit dans l'historique de la question, adopte les idées du Dr Collas, mais avec quelle importante restriction !

Nous avons également vu plus haut les raisons d'anatomie pathologique, que donnent le Dr Wucherer et le professeur Schuppel pour nier tout rapport entre l'ainhüm et la lèpre.

Enfin, déterminé peut-être par le parallèle entre l'ainhum et l'éléphantiasis des Arabes, que fait le D^r Da Silva Lima dans son travail, le Dr Taylor, dans son traité des maladies de la peau, étudie l'ainhüm immédiatement après l'éléphantiasis. Il a soin toutefois de ne prendre, dans ce sujet, aucune autre de terminaison, et il termine son article en disant : « Information relative to this disease is greatly needed. »

Ces considérations, sur lesquelles nous n'appuierons pas davantage, suffisent, il nous semble, pour faire admettre quant à présent, que l'ainhüm est une maladie de cause et de nature inconnues, et l'étranglement qui caractérise cette affection peut être considéré, en attendant de nouvelles recherches, comme un type de dactylolyse essentielle.

CHAPITRE II

DACTYLOLYSES DE CAUSE EXTERNE

§ *I*. — *Dactylolyses congénitales (Ectrodactylies et amputations spontanées).*

Les doigts et les orteils peuvent être étranglés et même amputés pendant la vie intra-utérine; ils peuvent être le siége d'arrêts de développement. Cette singulière forme de dactylolyse diffère de celle que nous avons étudiée dans le précédent chapitre, autant par sa rareté que par l'âge de son apparition, par sa marche et son siége.

La dactylolyse congénitale est plutôt un accident tératologique qu'une maladie véritable; elle se rencontre fort rarement; aussi nous aiderons-nous, pour en faire la description, des cas d'amputations intra-utérines observés sur d'autres parties du corps.

La science, en effet, a dès longtemps enregistré des faits curieux de sillons étranglant et amputant même les membres pendant la vie fœtale. Le cas suivant est un exemple d'amputation incomplète du bras, caractérisée par la formation d'un sillon portant sur l'humérus.

Obs. II.—M. Beaty a mis, sous les yeux de la Société pathologique de Dublin, un fœtus de quatre mois. Une dépression du bras gauche logeait, au moment de l'expulsion du fœtus, un nœud du cordon qui agissait comme le ferait une ligature (1).

Quelquefois le sillon va plus loin, l'amputation est complète. Nous empruntons à Ambroise Paré (2) ce cas très-curieux :

Obs. III. — On a vu depuis quelque temps en ça à Paris, vn homme sans braas, aagé de 40 ans ou enuiron, fort et robuste, lequel faisoit

(1) Debout, Coup d'œil sur les vices de conformation, Mém. de la Soc de chir.; Paris, 1864, t. VI, p. 104.

(2) Œuvres d'Ambroise Paré, édit. Malgaigne, Paris, 1840, III, p. 23.

Beauregard.   3

presque toutes les actions qu'un autre pouvoit faire de ses mains :
à sçauvoir auec son moignon d'espaule et sa teste lançoit vne coignée
contre vne pièce de bois, aussi ferme qu'un autre homme eust sceu
faire avec ses bras. Pareillement faisoit cliqueter vn fouët de charre-
tier, il faisait plusieurs autres actions; et avec ses pieds, mangeoit,
beuuoit et iouoit aux cartes et aux dés, ce qui t'est démontré par ce
portrait (voir planche II, fig. 1).

Semblablement, de récente mémoire on a veu à Paris vne femme
sans bras qui tailloit, coüsait et faisoit plusieurs autres actions.

On voit que depuis longtemps ces singulières amputations ont attiré l'attention des observateurs, et cependant
l'histoire en est encore à faire, car, malgré des théories plus
ou moins ingénieuses, le terme *amputation spontanée*, que
nous trouvons dans les livres hippocratiques (*Traité des articulations*) (1), est encore le seul qui puisse ici convenir. Cette
dénomination vague n'indique en rien la nature ni la cause
du mal, et, pour la remplacer par une autre plus précise, il
nous faudrait pouvoir expliquer comment se produisent ces
mutilations ; ce qui ne peut toujours se faire.

Dans les *Ephémérides des curieux de la nature*, on trouve
de nombreux cas, rapportés surtout pour démontrer l'influence de l'imagination de la mère ; mais, dit un auteur,
« inutile il est de chercher à discuter cette théorie suran-
née. Nous sommes loin du temps où un auteur attribuait
la naissance d'une fille velue comme un ours à l'impression
que sa mère avait ressentie en voyant un Saint Jean recouvert de sa peau d'animal. »

« Il y a une trentaine d'années, les monstruosités étaient,
aux yeux des physiologistes, presque toutes le résultat d'altérations accidentelles éprouvées par l'embryon, à une
époque quelconque de la vie utérine. Cette théorie peut être
soutenue et appuyée en plus d'une circonstance ; un enfant
dans le sein de sa mère peut contracter des maladies qui
lui impriment uue déformation plus ou moins grande, plus

(1) Hippocrate *Liber de Articulis*, Sect. V, traduction Littré, Paris
1844, t. IV.

ou moins complète. « C'est surtout aux monstres par défaut que cette théorie est applicable. Chaussier a trouvé une fois dans l'utérus d'une femme un bras séparé du tronc par une sorte de gangrène, et adhérent à la face fœtale du placenta.

M. le professeur Velpeau a disséqué plusieurs fœtus dans lesquels les bras, une portion de la face et d'autres parties du corps étaient réduits à un état de détritus complet, et tendaient à se séparer du reste du corps comme les parties frappées de gangrène ; un peu plus tard elles s'en fussent séparées inévitablement, et à l'époque de la naissance ou eût été tout étonné de rencontrer les organes mutilés, qui cependant avaient existé jadis dans toute leur intégrité. « On peut donc penser qu'à une époque plus ou moins avancée de la grossesse, des fœtus qui étaient primitivement bien conformés et avec tous leurs membres, ont éprouvé à l'avant-bras quelque affection morbide qui en a déterminé la mortification, et par suite la séparation spontanée, comme on l'observe dans l'adulte. On ne peut donc, comme on l'a fait dans ces derniers temps, attribuer ce genre d'affection à un vice primitif de l'organisation, mais, d'après ce que je viens de dire, il paraît bien démontré que cette mutilation est le résultat d'une affection morbide. »

Souvent on a trouvé, comme cause de ces amputations. des enroulements plus ou moins étroits du cordon, L'exemple suivant est trop complet pour que nous nous croyions en droit de le passer sous silence :

Obs. IV (1). — Un fœtus, long de 17 centimètres et bien conformé du reste, avait un cordon ombilical qui présentait les particularités suivantes :

Le cordon ombilical, assez long et mince, ayant au niveau de l'ombilic une largeur d'un 1/2 centimètre, se dirige du côté de l'épaule.

(1) Observation du Dr Raschov, publiée dans les *Annales de gynécologie*, juin, 1874, p. 480. Nous n'en donnons ici qu'un extrait.

droite qu'il contourne en s'amincissant un peu, et vient s'enrouler autour du cou fœtal. Puis, il descend au niveau de l'épaule gauche en croisant, presque à angle droit, la partie précédente, et arrive à peu près à la partie moyenne du bras droit. En rapport d'abord avec la partie postéro-interne de celui-ci, il se place ensuite au côté externe, puis il se dirige en avant et en haut vers le creux axillaire, passe sur le scapulum et vient s'enrouler une deuxième fois autour du cou.

Le cou fœtal n'offre aucune modification au niveau de cet enroulement, mais il n'en est pas ainsi du bras, qui présente au contraire les modifications suivantes :

Au niveau du tiers moyen du bras, qui mesure une longueur de 2 centimètres et demi, se trouve un étranglement notable s'étendant obliquement de la partie médiane aux côtés du membre. A cette place, le volume du membre est diminué de plus de moitié; le tissu musculaire semble avoir complètement disparu, de telle sorte que les os semblent recouverts immédiatement par la peau. Les limites entre la partie intacte et la partie étranglée du bras sont assez nettement arrêtées, de telle sorte que la diminution du volume du bras se fait tout d'un coup, et non pas graduellement. Dans les autres points du corps, l'enlacement du cordon ombilical ne produit aucune lésion importante; il n'existe en aucun point d'adhérences entre le cordon et la peau du fœtus.

L'examen microscopique du bras droit fit découvrir plusieurs particularités intéressantes. La peau, au niveau de l'étranglement, est amincie, mais ne présente pas de solution de continuité; les muscles biceps et triceps ont presque complètement disparu à l'endroit étranglé. Les vaisseaux sont visibles à l'œil nu, mais il n'est pas possible de déterminer s'ils sont oblitérés ou non.

A première vue, il semble que l'os ne présente aucune modification dans sa continuité, mais, en le comparant, après l'avoir fendu dans le sens de la longueur, avec l'os du côté gauche, on constate que, si la longueur n'a pas changé, du moins le volume en est diminué légèrement. Le trou nourricier qui correspond précisément à l'étranglement est d'une façon manifeste plus petit à droite qu'à gauche. L'ossification est aussi avancée d'un côté que de l'autre.

Ce mécanisme ne pourrait suffire cependant à expliquer certaines amputations des doigts. La théorie de Montgomery (1) est dans ce cas applicable. Le premier il fit remar-

(1) *An exposition of the signs and symptoms of pregnancy*, by Montgomery, second ed.; London, 1856.

quer l'existence fréquente de fausses membranes dans la
cavité utérine ; ces fausses membranes survenant sous l'influence de causes inflammatoires le plus souvent méconn-
ues : « Je ne pense pas qu'on puisse mettre en doute que
ces fausses membranes ne soient le résultat d'une inflammation des membranes de l'œuf, pendant laquelle la
lymphe plastique épanchée s'organise et constitue des cordons semblables à ceux qu'on voit se former dans la plèvre
et le péritoine, et qui acquièrent souvent une grande soli-
dité. Ces cordons compriment tout d'abord le membre avec
une grande énergie, puisqu'à mesure que celui-ci se développe l'anneau membraneux qui l'étreint, devenant relativement plus étroit, comprime les artères jusqu'à ce qu'enfin
la quantité de sang nécessaire à la nutrition, ne pouvant
plus parvenir aux parties situées au-dessous de la ligature,
les vaisseaux, même ceux des os, finissent par s'oblitérer à
leur tour. Ces os deviennent alors mous et faibles et peuvent
se briser à la suite d'un mouvement de la mère et du
fœtus. »

Venant à l'appui de l'auteur anglais, nous rappellerons
que dans l'*hydramnios* on a remarqué que fréquemment le
fœtus présentait quelque maladie ou quelque vice de conformation. « Ce fait est aujourd'hui classique (1). »

Mais il est des cas où cette hypothèse de l'arrêt de développement par lésion du fœtus, à une époque plus ou moins
avancée de la grossesse, n'est pas toujours applicable. M. le
Dr Lecadre (du Havre) (2), dans un travail auquel nous
avons déjà fait quelques emprunts, en donne un exemple
très-remarquable :

(1) A. Charpentier. Des maladies du placenta et des membranes ;
th. d'agrég., Paris, 1869.

(2) S. Lecadre. Mémoire sur une monstruosité par défaut des extrémités abdominales. (Recueil des publications de la Société
havraise d'Études diverses. Le Havre, 1850-1852, p. 161.

Ons. V. — « Il s'agit d'une femme C. Gaillard, née à Bazancourt (Seine-Inférieure), âgée de 32 ans, blonde et de bonne santé. Elle a été présentée à l'Académie de Médecine, le 9 mai 1848, par le Dr Jamet, du Havre (1).

Son bras gauche n'a que l'humérus et fait l'effet du moignon d'un amputé : ni avant-bras, ni mains ; seulement une empreinte circulaire dans un point et vis-à-vis un corps mou, pédiculé, immobile, long tout au plus de 3 centimètres. Les extrémités inférieures sont représentées par deux moignons, longs de 18 centimètres, de la grosseur d'une cuisse ordinaire, se mouvant librement dans l'articulation coxo-fémorale. Le moignon gauche offre à sa base un gros orteil muni de son ongle ; ce gros orteil présente deux phalanges qui se meuvent librement, et une articulation de la première phalange avec un segment du fémur.

Le moignon de la cuisse droite, au lieu de présenter un orteil, offre une espèce de mamelon mou, sans os à l'intérieur, resserré à la base par une sorte de sphincter immobile.

Dans ce cas, comment expliquer l'existence du gros orteil avec ses deux phalanges mobiles ; comment comprendre ces prolongements qui existent aussi bien au bras gauche qu'à la cuisse droite, qui jouissent d'un certain mouvement, et qui sont évidemment des organes avortés ? « S'il y a eu ici influence mécanique, répondra-t-on, cette influence aurait, suivant l'opinion émise par Geoffroy Saint-Hilaire (2), produit un arrêt de développement, et non détruit ce qui existait déjà. Mais on conçoit un arrêt de développement de tout un membre, on a de la peine à le comprendre dans le cas présent ; car alors il faudrait admettre que, sous une pression quelconque, la jambe et le pied n'aient pu résister à cette action puissante qui en arrêta le développement, et que le gros orteil seul ait tenu bon et soit sorti de son ébauche » (Lecadre).

On nous reprochera peut-être d'avoir, en cette dernière observation, parlé d'une monstruosité différant absolument de l'amputation intra-utérine. Mais nous nous permettrons

(1) Jamet, *Bulletin de l'Académie de médecine* 1848, t. XIII, p. 1012.

(2) Isidore Geoffroy Saint-Hilaire, *Histoire générale et particulière des Anomalies de l'organisation chez l'homme et chez les animaux.*

de faire remarquer qu'en l'espèce les arrêts de développement, de quelque nature qu'ils soient, appartiennent à notre sujet, du moment qu'ils portent sur une ou plusieurs phalanges.

Le résultat d'une amputation étant la disparition d'un membre, nous sommes en droit de considérer, bien qu'il n'y ait point à proprement parler un sillon, les cas étudiés par les auteurs sous les noms *d'ectrodactylie*, de *brachydactylie*, comme des variétés de dactylolyse.

Au contraire, avec le plus grand soin, éviterons-nous de considérer comme nôtres les observations rapportées par certains auteurs sous le nom *d'atrophie congénitale* des doigts. Dans cette dernière espèce de déformation, en effet, il ne manque aucune portion du membre; celui-ci offre seulement des dimensions plus petites que le volume normal.

D'après ce que nous venons de dire, les dactylolyses congénitales offrent donc trois variétés : *ectrodactylie* (arrêt de développement, véritable avortement) ; *brachydactylie* (arrêt de développement des phalanges) ; enfin, *amputations intra-utérines*. Les causes, la nature de chacune de ces formes étant variables, on comprendra que nous en fassions la description avant de donner notre avis sur les diverses théories émises pour expliquer ces monstruosités.

Les observations suivantes, que nous avons trouvées dans plusieurs travaux justement estimés, suffiront à donner au lecteur une notion exacte des dactylolyses congénitales.

On remarquera que nous avons grand soin de laisser de côté les vices de conformation multiples. Ce sont cependant les plus fréquemment observés. Si nous voulions relater ici les cas où des monstruosités se sont compliquées d'ectrodactylie, nous dépasserions de beaucoup la longueur que nous voulons donner à ce travail, et cela sans grand intérêt; nous nous bornons aux amputations ou arrêts de développement simples.

Aux deux cas d'ectrodactylie (de εκτρω, je fais avorter, et de δακτυλος, doigt), que nous rapportons d'abord, nous joindrons un cas d'arrêt de développement du premier métacarpien, amenant une amputation incomplète du pouce ; ce fait intéressant se rapportant d'ailleurs à une hypothèse que nous développerons plus loin.

OBS. VI. (Voir planche II, fig. 2) (recueillie par M. Dolbeau). — Petite fille âgée de 3 jours, bien portante et ne présentant d'autre vice de conformation que l'arrêt de développement des mains.

La main droite offre les troubles les plus marqués; en effet, l'avant-bras se termine par un moignon incarné en avant, sillonné de plis transversaux nombreux; à son extrémité on remarque quatre saillies, vestiges des doigts absents.

La main gauche est moins altérée dans sa forme; certains doigts sont imparfaits. L'index est réduit à sa première phalange surmontée d'un des doigts, il existe une articulation métacarpo-phalangienne. L'annulaire possède ses deux premières phalanges et les articulations correspondantes, mais la phalange unguéale est très-petite et dépourvue d'ongle. Le petit doigt ainsi que le pouce sont normaux. (*Mémoires de la Société de chirurgie*, t. VI, p. 164.)

OBS. VII (Voir planche II. fig. 3). — Jeune fille appartenant à la haute société russe, et dont la main gauche présentait à la naissance seulement l'index et le médius. Les trois autres doigts étaient avortés. (*Debout, Mémoires de la Société de chirurgie*, p. 160.)

OBS. VIII. (Voir planche II, fig. 4). (*absence d'un métacarpien*). — Petite fille ne présentant d'autre vice de conformation que la disposition anormale du pouce de la main droite. En examinant la main, on voit que le premier métacarpien manque et que le pouce est situé sur la partie externe de la main.

Il ne tient au reste du membre que par un petit pédicule mince et non résistant; il en résulte que ce doigt est flottant. Le doigt est sensible, mais n'est susceptible d'aucun mouvement. Cet appendice étant gênant, le chirurgien l'enlève au moyen d'un coup de bistouri. Dans la petite plaie, on trouve une artère assez volumineuse qui nécessite une ligature.

La pièce, examinée, montre un cordon fibreux dans le pédicule. La peau, le tissu cellulaire sont normaux; l'articulation métacarpo-phalangienne et celle qui réunit les deux phalanges sont bien constituées. Quant aux vaisseaux, ils consistaient en une artère et une veine collatérale externe ; mais rien le long du bord interne du doigt. On trouvait également un seul nerf, mais d'une ténuité remarquable. Ici, on le voit, la monstruosité est mixte. (*Debout, Mémoires de la Société de chirurgie*, t. VI. p. 162.)

La brachydactylie (de βραχυρα, court, et δαχτυλος, doigt) consiste dans l'absence d'une ou plusieurs phalanges. Il n'y a point de sillon, l'amputation que nous sommes en droit de supposer ayant eu lieu probablement vers le début de la vie interne. « Cette absence de phalange, dit le Dr Fort (1), détermine le raccourcissement des doigts, ce qui n'est pas une atrophie, à proprement parler. »

Obs. IX (2). — Dame âgée de 50 ans, présente à la main droite le médius formé de deux phalanges. L'ongle est régulier, ce doigt est plus mince et plus court que l'annulaire. Dans ce doigt *difforme*, la première phalange est égale à celle des autres doigs. La deuxième étant beaucoup plus courte, il semble que la phalange manque.

Obs. X (3). — M. Chassaignac cite l'histoire de 2 enfants ayant une difformité de l'index. La mère présentait la même difformité résultant d'un panaris. Auparavant elle avait eu plusieurs enfants bien conformés.

Obs. XI (4). — Le Dr Thompson, de University College hospital London, public un cas de doigt rudimentaire.

Une petite fille présente l'absence d'une phalange des deux doigts de la main droite. Il existait une hypertrophie de la pulpe de ces doigts au delà de l'extrémité libre de l'ongle. L'index de la main droite était rudimentaire et s'implantait sur la base du médius. Tous les doigts difformes furent enlevés. Il y avait une difformité semblable aux orteils.

L'ectrodactylie, ainsi que la brachydactylie, sont le plus souvent liées à d'autres arrêts du développement ou monstruosités. Si on veut avoir sur ces faits des détails précis, il suffira de se reporter aux thèses de Béchet (5), du docteur

(1) Fort. Des difformités congénitales et acquises des doigts. Thèse d'agrég. Paris 1869.

(2) Ménière, *Arch. de méd.*, 1re série, n° 16, p. 378.

(3) Chassaignac, *Gaz. méd.*, p. 822, 1852.

(4) Thompson, *The Lancet*, vol. II, p. 11, 1861.

(5) Béchet, th. de Paris, 1829.

Fort (1), du Dr Legée (2), enfin au travail important de Debout (3).

L'observation suivante, publiée par le Dr Wenzel Gruber (4), professeur d'anatomie de Saint-Pétersbourg, et dont nous avons trouvé la traduction dans les *Archives de médecine* (5), semble venir à l'appui de la théorie qui attribue certains de ces vices à la constriction opérée, soit par le cordon ombilical, soit par des brides amniotiques. Elle montre pour ainsi dire les doigts aux divers temps de l'amputation utérine, mais il est regrettable que l'auteur ait oublié de parler en détail de l'extrémité des doigts mal conformés, pour signaler l'existence ou l'absence de la cicatrice ; ce signe, en effet, est caractéristique pour différencier les amputations congénitales des vices de conformation.

Obs. XII. (V. pl. II, fig. 5). — *Main droite*. Le pouce et l'index sont normaux.

Le médius possède trois phalanges et un ongle. L'extrémité inférieure de la première phalange et la deuxième sont augmentées de volume. Le doigt présente encore comme particularité une rainure et un bourrelet. La rainure est située au-dessous de la deuxième et de la troisième commissure interdigitale, au niveau du pli palmaire, par conséquent au-dessous du milieu de la première phalange. Elle est profonde, s'étend jusqu'aux parties tendineuses du doigt. La peau à ce niveau est lisse et immobile; à la dépression succède une augmentation de volume qui s'étend jusqu'à la moitié de la deuxième phalange, renferme peu de graisse et semble due au développement anormal du tissu sous-cutané.

L'annulaire est représenté par une seule phalange, dont l'extrémité mousse et arrondie ne porte pas d'ongle. Le petit doigt présente au niveau de l'articulation de la première et de la deuxième phalange

(1) *Loc. cit.*

(2) Legée. Des déformations des orteils, th. de Paris, 1869.

(3) *Loc. cit.*

(4) *Archives de Virchow*, vol. XLVII, p. 303. *Ueber missbildungen der Finger and beiden Handen eines Lebenden*, par le Dr Wenzel Gruber.

(5) Vice de conformation congénitale des doigts. *Arch. de méd.*, 1869, vol. II, p. 598.

une dépression circulaire profonde, surtout à la partie dorsale. La deuxième phalange semble arrêtée dans son évolution, la troisième est normale. Il y a également un léger épaississement cutané partant de la rainure et s'étendant jusque sur l'ongle.

Main gauche. Pouce, index et petit doigt normaux. Le médius n'a que deux phalanges et présente une légère dépression rappelant la matrice de l'ongle. Au niveau de la commissure digitale, ce doigt présente une dépression analogue à celle du médius droit. On remarque également au-dessous une légère hypertrophie. L'annulaire est arrêté dans ses évolutions et se termine par un rudiment d'ongle.

Enfin nous résumerons deux observations de Menzel (1), qui offrent avec la précédente les plus étroits rapports. Le travail important de cet auteur a été très-rapidement analysé par M. P. Berger dans la *Revue des sciences médicales* (2). Les *Archives générales de médecine* (3) ont en outre publié un compte-rendu un peu plus détaillé dû à M. Blum ; mais nous n'aurions pu donner sur cet intéressant sujet les développements qu'il comporte, si notre excellent ami M. A. Guéroult (du Havre) ne nous avait obligeamment aidé de sa connaissance parfaite de la langue allemande.

Obs. XIII. (V. pl. III, fig. 1, 2, 3 et 4). — Le 23 février 1873, nous cûmes l'occasion de voir à notre consultation une affection singulière des pieds et des mains.

A la main droite (fig. 1) le médius est réduit à un gonflement arrondi de la dimension d'un petit œuf de poule, que réunit au métacarpe un mince pédicule à pince de la grosseur d'une plume, le pédicule se compose seulement de parties molles. Quand la malade tient sa main dans une position horizontale, le gonflement devient pendant ; le pédicule offre une certaine laxité qui permet de faire tourner le doigt sur son axe et de lui donner du mouvement de latéralité. Il n'y a point d'ulcération. La consistance du gonflement est partout uniforme. Il n'y a point trace d'ongle. Le médius est d'un pouce environ plus court que l'index. Quand on le comprime il y a de la douleur. Il se

(1) *Arch. f. Klin., chirurgie.* XVI° vol., 1ᵉʳ fasc., p. 667.

(2) *Spontane dactylolyse* (Dactylolyse spontanée, maladie des doigts et orteils. (*Revue des sciences médicales* 1875, t. V.)

(3) Dactylolyse spontanée. Analysé par Blum dans les *Arch. de méd.*, 1874, 2ᵉ sér., p. 236.

produit assez fréquemment des douleurs spontanées très-vives. L'index a ses trois phalanges, mais l'articulation de la phalange et de la phalangine ne jouit point de tous ses mouvements de flexion.

L'ongle a la forme d'une griffe et au milieu de la seconde phalange on trouve un sillon circulaire, plus profond, surtout prononcé sur la face dorsale et interne du doigt. Le pouce est normal, mais les quatrième et cinquième doigts se réduisent à un court moignon formé par la première phalange de ces doigts.

A la main gauche (fig. 2), le pouce et l'index sont bien conformés ; le médius et l'annulaire n'existent pas ; il n'y a que des rudiments de la première phalange, recouverts par une peau rugueuse et épaisse. L'auriculaire offre une phalange complète, et une portion de phalangine, sur laquelle l'épiderme en un point s'est induré de manière à simuler un ongle.

Le pied gauche offre une soudure de tous les orteils ; les trois premiers de ces organes n'ont pas d'ongles.

Au pied droit les ongles manquent à tous les orteils ; le premier et le second orteil semblent soudés au milieu de leur première phalange.

La malade Johanna Cyerkaty, âgée de 44 ans, née en Istrie, était venue au monde avec ces déformations ; le pédicule du médius droit était alors solide ; il n'y a que six mois qu'il est constitué seulement par des parties molles ; c'est à la suite d'un traumatisme, une chèvre lui ayant marché sur le doigt, que la phalange se fractura. Depuis cette époque les douleurs spontanées sont devenues plus vives et plus fréquentes. Elles ont déterminées la malade à venir à la consultation. Quelque temps après que Johanna Cyerkaty fut entrée à l'hôpital, on fit l'amputation du médius. On examina l'organe au microscope (voir plus loin pour l'anatomie pathologique).

OBS. XIV (V. pl. III, fig. 5 et 6). — Le 15 octobre 1873, on m'apporta un enfant de 38 jours, D'Est Giovanni Bartolo, d'Isola, en Istrie, enfant d'une forte constitution. Sa mère avait eu avant lui trois autres enfants, tous bien conformés. Les deux mains de cet enfant présentaient de singulières déformations. La main droite (fig. 5) présentait au niveau du médius et de l'annulaire un sillon circonscrivant la base de la première phalange ; il était profond, taillé à pic, mais sans aucune ulcération.

Ces deux doigts sont un peu plus volumineux qu'à l'état normal, cependant il n'y a pas d'œdème ; la peau qui les recouvre est saine. Ils se terminent en pointe et offrent une forme conique. Ils sont en outre un peu plus courts que leurs correspondants de l'autre main. Les ongles y sont aussi beaucoup moins développés.

A la main gauche (fig. 6), tous les doigts sont sains. sauf le médius

qui offre, lui aussi, un sillon annulaire, mais il n'est point modifié
dans son épaisseur, ni dans sa longueur, son ongle est normal.

La mère dit que l'enfant est venu au monde dans cet état. Le sillon
du médius droit aurait toutefois diminué de profondeur; car pendant
les premiers jours on craignait que ce doigt ne se détachât complètement. Les pieds de l'enfant sont bien conformés.

C'est à tort, comme on l'a vu plus haut, que l'auteur allemand Menzel, auquel nous empruntons les deux dernières
observations qu'on vient de lire, prétend avoir été le premier à rapporter des cas de ce genre.

« Je n'ai pas trouvé, dit-il, dans les traités de chirurgie
les plus importants, de pareille affection des doigts. » Quoi
qu'il en soit, on trouve dans ce travail fort intéressant, une
hypothèse assez ingénieuse au sujet de la formation du
sillon et par suite de l'amputation spontanée, basée exclusivement sur l'anatomie pathologique ; cette hypothèse mé-
rite de nous arrêter un instant.

« Le doigt ayant été amputé, dit l'auteur, fut durci dans
la liqueur de Muller et examiné ensuite au microscope. La
peau était épaissie, ses couches profondes, celle de Malpi-
ghi surtout, étaient complètement formées de cellules en
faisceau, les papilles, serrées les unes contre les autres,
étaient très-longues, souvent bifurquées ou trifurquées.
Les glandes sudoripares y étaient en nombre normal et
saines, mais leurs conduits n'étaient pas disposés en tire-
bouchon, ils formaient des canaux droits. Le reste de la
masse du gonflement consistait en un tissu conjonctif dans
lequel on rencontrait de nombreuses gouttelettes de graisse
contenant des cristaux ; nulle part il n'y avait prolifération
cellulaire. Les vaisseaux, les veines particulièrement, présentaient un notable épaississement de leurs parois, et en
plusieurs points il y avait des extravasations sanguines
présentant divers âges. L'os offrait un notable élargissement
des cavités du tissu spongieux ; ces cavités étaient rem-

plies pour la plupart de cellules limphoïdes et de vaisseaux
sanguins ; les lamelles osseuses étaient amincies, les sels
calcaires manquaient, et en même temps qu'on y trouvait
des cellules limphoïdes, on trouvait encore dans les cavités
de l'os de grosses cellules granulées, rondes ou polygonales,
avec noyau ovale bien limité. Au niveau du pédicule sur
lequel se porta surtout l'attention, on trouvait de petites
papilles à peine indiquées à côté de grosses et grandes papilles, et près de celles-ci, des papilles longues, grêles et
triphides. » Se basant sur le résultat de cet examen anatomique, l'auteur se demande si le sillon s'est formé par rétraction cicatricielle du tissu cellulaire, ou bien s'il n'y aurait pas là le résultat d'un retrait de la peau. « L'hypothèse
d'une rétraction du tissu conjonctif me semble, dit-il, peu
probable. Autant cette supposition m'avait paru plausible
au début, autant elle me parut peu rationnelle quand je me
fus assuré par l'amputation que le tissu qui constituait le
pédicule n'était point dur, blanc nacré, criant sous le scalpel
comme on aurait dû s'y attendre d'une cicatrice assez résistante pour mirer une atrophie osseuse. Au contraire, la
consistance était bien celle du tissu cutané. En outre, on
devait s'attendre à trouver des fibres annulaires, c'est-à-dire
perpendiculaires à l'axe du pédicule. La fig. 3 nous montre
au contraire que la direction des fibres est presque exclusivement parallèle à l'axe du pédicule. Enfin nous ajouterons
qu'à l'endroit où le doigt se rétrécit, le tissu conjonctif rappelle de très-près le tissu osseux par l'arrangement de ses
fibres et de ses vaisseaux, et que probablement il représente
l'os de la phalange transformé en tissu conjonctif. » Au
contraire, l'hypothèse d'un retrait de la peau se trouve justifié par l'étroitesse et la profondeur du sillon et par l'existence et l'arrangement des papilles. Cette idée de rétraction épithéliale, amenant un étranglement du doigt,

paraîtrait peut-être moins étrange s'il était établi que la peau joue par sa retraction propre un certain rôle dans le développement et la conformation des doigts.

Dans le développement de ces petits organes on peut, en effet, se demander s'ils poussent séparément et sont dès l'abord des individus séparés ou bien s'ils naissent d'abord réunis pour se séparer plus tard. Kœlliker (1) admet qu'à la 7ᵉ semaine de la vie fœtale, on remarque à la main et au pied quatre sillons peu profonds, premiers indice des doigts. L'existence de ces quatre incisions s'explique aussi bien si les doigts naissent séparément que si leur séparation ne survient que plus tard, par suite d'une rétraction épithéliale. Cette dernière hypothèse est franchement admise par Förster, dans son Anatomie pathologique (Extrémités). Il y est dit textuellement : « Les doigts et les orteils sont d'abord soudés et unis, et ce n'est que vers la 7ᵉ semaine, chez les hommes et les mammifères, qu'on constate la formation de quatre sillons longitudinaux, gagnant peu à peu en profondeur, jusqu'à former complètement les espaces interdigitaux. » Ces sillons devenant de plus en plus profonds ne sauraient, suivant Menzel, représenter autre chose qu'un retrait de la peau. « Pourquoi, dit-il encore, personne ne songe-t-il dans ce fait à voir le résultat de cicatrices semblables, sinon parce que le retrait épithélial suffit à expliquer la séparation. » D'ailleurs, l'hypothèse de Förster a pour elle de donner explication des formes si variables de la syndactylie.

Dans cette déformation, en effet, il n'y a pas soudure à proprement parler ; il est bien plus simple, il nous semble, d'admettre un arrêt de rétraction de la peau, lequel pouvant être partiel ou total, nous servira à donner l'explication

(1) Kœlliker, Leipzig, *Entwickelungs geschichte*, p. 221.

de ces cas singuliers, où la première et la troisième phalange sont soudées, tandis que la phalange moyenne est au contraire absolument libre. Cette théorie semble assez admissible, quand on pense qu'un phénomène du même genre se produit dans le développement des papilles de la peau. Dans ce cas, en effet, aura-t-on jamais l'idée de dire que le tissu conjonctif s'introduit dans la peau sous forme de dartres ; n'admet-on pas que c'est la peau elle-même qui envahit le tissu cellulaire par ses papilles ? « Abstraction faite des observations directes, rapportées plus haut, on devrait appliquer une semblable théorie à nos papilles géantes, les doigts. »

Quant au sillon qui fait le sujet du travail, l'auteur ne trouve aucune difficulté, étant admis que l'existence de sillons longitudinaux des doigts est due à une rétraction de la peau, à s'expliquer de la même manière la formation de sillons transverses, par modification congénitale de la direction normale des espaces interdigitaux. Le sillon profond de l'index (pl. III, fig. 1), représente le point de départ de l'affection. Ce sillon congénital est depuis la naissance resté stationnaire.

La déformation du médius représenterait le deuxième degré du mal ; enfin les quatrième et cinquième doigts dont l'amputation est complète montreraient la déformation poussée jusqu'à sa dernière limite.

Cette analyse rapide et les observations qu'on a lues plus haut nous dispensent de toute autre description. Mais en relatant l'hypothèse de Menzel sur la formation du sillon, nous avons voulu attirer surtout l'attention du lecteur sur les divers modes de production des dactylolyses congénitales. Avant d'abandonner ce sujet, qu'on nous permette de résumer ici notre avis sur cette intéressante question d'étiologie intra-utérine.

Comme on l'a vu, deux causes externes peuvent être alléguées qui détermineraient les amputations fœtales : les enroulements du cordon, les brides inflammatoires résultant des maladies de l'œuf. Ces causes, à notre avis, semblent se rencontrer le plus fréquemment.

Quant à l'hérédité, bien que nous ayons vu qu'en maintes circonstances on en avait abusé pour expliquer des monstruosités relevant de causes beaucoup plus probables, nous ne pouvons en nier l'influence. Des auteurs dont les assertions méritent bien quelque crédit, en ont rapporté des cas indiscutables. Le fait suivant nous semble assez probant pour que nous croyions devoir le rapporter.

Obs. XV (1). — *Ectrodactylie héréditaire*. — Un maçon bien conformé fit une chute à l'âge de 25 ans et fut atteint de profondes blessures aux pieds et aux mains.

Son fils, Louis, vint au monde avec un seul doigt à chaque main et deux orteils à chaque pied, le premier et le dernier ; Louis Froche a eu quatre enfants difformes qui sont morts en bas âge ; son fils aîné, bien conformé, n'a eu qu'un seul enfant bien conformé. L'autre enfant de Louis est Marguerite, qui a été observée à l'âge de 47 ans. La main droite n'a qu'un seul doigt, l'indicateur. La main gauche en a deux, l'auriculaire et l'annulaire, réunis dans toute leur longeur. Chaque pied n'a que deux orteils courbés en dedans à la façon des serres du crabe, et pouvant saisir les objets avec force. Elle se marie avec un homme bien conformé et a 4 enfants.

L'aîné est bien conformé.

Le second n'a que deux doigts, l'annulaire et le médius. A la main gauche, ils sont réunis dans toute leur longueur ; à la main droite, ils ne sont accolés que dans la longueur de la première phalange. A partir de l'articulation avec la seconde, les extrémités des doigts divergent. On ne trouve sur chaque pied que le gros et le petit orteil.

Une petite fille n'a que trois doigts à la main droite, et ce sont l'indicateur et le médius qui manquent complètement. Sur la main gauche on ne voit que le pouce et l'auriculaire, et sur la phalange du pouce, une saillie indiquant un doigt surnuméraire avorté. Même difformité au pied que dans les autres membres de la famille.

Sa dernière petite fille, âgée de 18 mois, hydrocéphale, rachitique, n'a ni pouce ni index, et l'annulaire n'est représenté que par une pha-

(1) H. Scoutteten, *Mon. des hôp.*, 1857, p. 2024.

Beauregard   4

lange accolée à la première phalange de l'auriculaire. La main gauche ne porte que l'auriculaire et la première phalange de l'index. On ne trouve encore à chaque pied que le premier et le dernier orteil.

Ce fait montre non-seulement la transmission d'un vice constitutionnel, mais encore la reproduction, dans plusieurs générations, de déformations survenues accidentellement chez l'un des ancêtres. Nous avons rapporté déjà un fait de ce genre (Voir suprà, observ. X.).

Quant à la manière dont se fait cette transmission, il faut bien avouer que nous ne sommes pas, sur ce sujet, plus éclairés aujourd'hui qu'on ne l'était au temps où Hippocrate (1) disait : « Cum nempe genitura ab omnibus « corporis partibus procedat, a sanis sana, et a morbosis « morbosa. »

« La transmission héréditaire, des caractères organiques, dit Davaine (2), est aussi peu expliquée que la génération même. Les maladies qui sont déterminées par un virus se régénèrent sans doute, par la transmission de ce virus, du parent à l'enfant ; mais l'épilepsie, l'hystérie, les maladies mentales, les affections du cœur, celles de la peau et les dégénérescences diverses dont le fils porte les stigmates, pourquoi, comment sont-elles héréditaires ? « En rechercher la cause, dit Lannelongue (3), ce serait vouloir pénétrer les secrets de la vie embryonnaire, et nous savons déjà combien sont cachés ceux de la vie fœtale. »

Cette opinion, à laquelle nous nous rattachons complètement, M. le professeur Verneuil l'a récemment soutenue et développée dans une de ses savantes leçons.

Ainsi, on le voit, tantôt des causes externes, tantôt une cause inconnue, amèneront chez le fœtus des étrangle-

____

(1) Hippocrate, *De morbo sacro*, sect. III, éd. Foës, p. 303 et 1557.
(2) Davaine, art. Monstruosités. Dict. encyclopédique des sc. méd.
(3) Lannelongue Du pied bot ; th. d'agrég. ; Paris, 1869.

ments, des sillons, des raccourcissements, des amputation même, et ce fait nous justifie suffisamment d'avoir classé ici la dactylolyse congénitale.

§ II. — *Dactylolyse traumatique*.

Par dactylolyse traumatique, nous entendons les sillons déterminés par les violences, les chocs et surtout l'action des corps étrangers. Parfois les sillons et étranglements auront pour cause la rétraction du tissu inodulaire, et la déformation relèvera seulement de la cicatrisation ; plus souvent ils surviendront sous l'influence d'un processus inflammatoire grave et profond, que nous étudierons plus loin.

Auparavant il nous faut mentionner, comme curieux, les étranglements produits par certains agents de constriction, une bague, un anneau passés au doigt. Souvent en effet, ces bagues sont portées par des enfants insouciants qui laissent peu à peu se former, à mesure que leur doigt devient plus volumineux, un sillon parfois profond. Voici l'exemple que nous en trouvons dans un auteur allemand cité plus haut :

OBS. XVI. — A la clinique du professeur Billroth, vint une femme chez laquelle un anneau très-étroit, qu'elle portait depuis son enfance, avait coupé la peau. Celle-ci peu à peu avait recouvert complètement l'objet constricteur, en sorte que l'anneau était perdu dans le sillon qu'il s'était formé. Le doigt toutefois ne présentait aucune trace d'œdème.

Ce fait n'est point aussi rare qu'on pourrait le croire, et plusieurs autres cas du même genre nous ont été rapportés.

Parfois encore la bague introduite détermine, par sa seule présence, une gêne de circulation, cause d'un œdème pouvant, si l'obstacle n'est bientôt enlevé, déterminer de graves accidents.

A ces faits se rapportent encore les étranglements qui se produisent lorsque le doigt se tuméfie, ce qu'on voit survenir dans toutes formes de panaris, à quelque cause qu'ils appartiennent, ce qu'on observe encore lorsqu'un œdème se produit ou qu'un néoplasme vient déformer l'organe.

Une variété fréquente de dactylolyse se rapprochant beaucoup de celles que nous venons d'indiquer rapidement est l'étranglement causé par des bagues chez les varioleux. J'ai eu plusieurs fois, lors de mon séjour à l'hôpital militaire de Bordeaux, l'occasion de couper et de scier des anneaux qui n'auraient point tardé, sans cette petite opération, à déterminer les accidents les plus graves.

A ce sujet, qu'il me soit permis, en passant, de rappeler un procédé fort simple, mais que j'ignorais complètement alors, et qui permet, sans détériorer l'objet constricteur, de débarrasser cependant le malade.

A l'aide d'une aiguille courbe, on glisse sous la bague l'une des extrémités d'un cordonnet mince et solide; puis on fait du côté terminal du doigt plusieurs circulaires suffisamment serrées pour amener la peau au niveau de la profondeur du sillon. On peut alors faire cheminer l'objet de quelques millimètres, vers la pointe du doigt. En répétant cette opération et en y mettant le temps nécessaire, on arrive ainsi, assez facilement, à enlever la cause de l'étranglement.

§ III. — *Dactylolyse inflammatoire.*

Les inflammations auxquelles les doigts sont si sujets peuvent attaquer isolément ou simultanément les tissus nombreux qui les constituent. De là, de nombreuses variétés qui constituent, pour ainsi dire, autant d'affections distinctes.

« Les inflammations qui ont leur point de départ dans le tissu osseux constituent une variété particulière de dactylite. Celles qui occupent les articulations des phalanges digitales forment une autre variété. Il en est de même de l'inflammation qui a pour point d'origine la gaîne des tendons, puis de celle qui siége dans le tissu cellulaire sous-cutané et en dernier lieu de celle qui appartient au tissu cutané lui-même. »

« Nous avons donc les divisions suivantes : 1° Dactylite cutanée ; 2° dactylite sous-cutanée ; 3° dactylite tendineuse ; 4° dactylite articulaire ; 5° dactylite sous-périostique ; 6° dactylite ostéopathique. »

Toutes ces inflammations peuvent survenir sous l'influence des causes externes. Le froid (érythème pernio, engelures, congélation), la chaleur (brûlures), les corps étrangers de toute nature, les substances ou liquides septiques, les pressions répétées qui, chez la plupart des ouvriers, s'exercent aussi bien sur les doigts eux-mêmes que sur la paume de la main, les écrasements, etc., peuvent déterminer chacune des formes de dactylite indiquées par Chassaignac.

Nous sommes absolument de l'avis du Dr Serey (1) qui pense que le panaris vrai ne survient que sous l'influence de causes externes. Si donc nous arrivons à démontrer l'existence de dactylolyses dans cette forme d'affection des doigts, nous nous serons justifié d'avoir admis dans ces dactylolyses l'influence du traumatisme.

Nous avons vû quelles sont les variétés admises par M. Chassaignac : de celles-ci, les premières n'amènent pas

____

(1) Serey. Du panaris vrai. th. de Paris. 1873.

ordinairement la formation de sillons véritables (les engelures ulcérées ne sont point de véritables dactylolyses) :
toutefois déjà, dans la dactylite sous-unguéale, nous voyons
dans les sous-variétés fibro-dermique et sphacélique des
cas d'altérations profondes et de déformations graves des
doigts.

Obs. XVII (1). (Panaris nécrosique ulcéré. Fibro-dermite suppurante.)
— Mahy, 39 ans, couturière, offre un panaris du côté droit; inocula-
tions suppurantes de matière septique à la suite d'une piqûre d'aiguille.

Le pouce est quadruplé de volume ; il présente en outre 2 ou 3 fistules. Par l'ouverture de l'une d'elles, le stylet arrive sur la dernière
phalange, qui est entièrement nécrosée, très-mobile et qu'on peut
extraire facilement.

A la base du premier métacarpien siége un foyer mal ouvert qui
communique avec l'extérieur par une fistule étroite. On débride ce
foyer pour donner au pus une issue suffisante. Ces petites opérations
détergent les parties malades. Cinq jours après, l'amélioration permet
de penser que le doigt pourra être conservé.

« Dans le cas qui va être rapporté, le malade ne savait à
quoi attribuer le développement de son affection ; mais il
est présumable qu'elle était due à une de ces violences
extérieures qui sont si fréquentes dans la profession d'ébéniste. »

Obs. XVIII (panaris sphacélique du pouce droit, nécrose de la phalange unguéale). — Grandidier, 44 ans, ébéniste, porte depuis trois
semaines au pouce de la main droite un panaris de l'espèce la plus
grave.

Malgré un traitement rationnel suivi depuis quinze jours, l'état du
pouce s'est aggravé, et l'organe se trouve aujourd'hui dans des conditions défavorables.

La phalange unguéale est nécrosée et devra de toute nécessité se
séparer du pouce. Les parties molles qui la recouvrent, peau, tissus
cellulaires et fibreux, tendons, sont complètement sphacélées.

Dans la dactylite sphacélique, la mortification peut frap-

(1) Chassaignac, Traité de la suppuration, 2ᵉ vol.

per le tissu osseux et déterminer des accidents à peu près semblables à ceux qui s'observent dans les cas d'abcès sous-périostiques de la dernière phalange. « Il ne s'agit point ici d'un sphacèle semblable à celui qui survient quelquefois dans le panaris, et qui est un sphacèle dû à l'excès de violence de l'inflammation, à l'intensité d'une cause externe ou à l'*étranglement*. »

Dans les dactylites sous-cutanées et tendineuses, les désordres sont moins importants.

Dans les dactylites sous-périostiques et phalangiennes, et articulaires, au contraire, on voit fréquemment des lésions graves leur succéder. Dans la première, il peut arriver :

1° Que la nécrose guérisse par exfoliation insensible ;

2° Que la phalange tout entière se détache ;

3° Que, la dernière phalange étant détachée, l'extrémité terminale de la deuxième phalange disparaisse par exfoliation insensible ou qu'elle se détache en manière de séquestre.

La dactylite articulaire emprunte surtout sa gravité aux dispositions constitutionnelles de l'individu qui en est atteint.

Voyons maintenant ce que sont ces conditions constitutionnelles et comment elles déterminent des lésions assez graves pour mériter d'être classées parmi les dactylolyses.

CHAPITRE III

DACTYLOLYSE DE CAUSES INTERNES

Dactylolyses par vice de nutrition relevant de modifications sanguines.

« L'anatomie pathologique, dit Bazin, n'a-t-elle pas été trop loin en prétendant fixer en quelque sorte la nature et le siége du plus grand nombre des maladies? Pourquoi ne s'est-elle pas bornée à signaler sur le cadavre, telle altération organique sans vouloir que, nécessairement, cette altération fût la cause ou le point de départ des phénomènes observés pendant la vie. » (Bazin. Thèse de Paris, 1834.)

Dans les maladies, en effet, que nous allons étudier rapidement ici, les modifications survenues dans les éléments du sang ne sont pas spéciales : « Le sang, comme toutes les parties constituantes de l'organisme humain, peut présenter des altérations pendant le cours de ces maladies ; toutefois, malgré la faveur dont jouissent de nos jours les travaux en hématologie, il faut bien dire que ces altérations sont encore peu connues ; peut-être le seraient-elles davantage, si au lieu de chercher dans le sang la cause des maladies et l'explication des phénomènes morbides, on eût étudié ce fluide dans toutes ses modifications anormales, au point de vue seulement de la séméiologie et de l'anatomie pathologique. » (Bazin. Leçons sur la scrofule, 1858, p. 56) (1).

Quoi qu'il en soit, et bien qu'il n'ait point été trouvé, comme on vient de le voir, de modifications appréciables

(1) Voir sur cette question notre récent travail sur la syphilis dans les *Ann. de gynécologie*, juillet 1875, p. 46-58.

dans le sang, nous admettrons que dans toutes les maladies constitutionnelles (scrofule, rhumatisme, goutte, syphilis, tuberculose, cancer, etc.), la crase sanguine se trouve altérée.

Ces diathèses peuvent-elles présenter des localisations dactyliennes? Ces lésions dactyliennes ont-elles le caractère de dactylolyse? C'est ce que nous allons étudier.

Et d'abord nous ferons remarquer que ces maladies ont pour principe de se manifester sur toutes les parties du corps; ce qui explique jusqu'à un certain point la tendance naturelle que l'on a à leur donner pour origine une altération sanguine, encore qu'aucune preuve scientifique ne soit venue appuyer cette hypothèse.

Comme les autres parties du corps, les doigts sont exposés aux atteintes de ces maladies constitutionnelles. C'est ainsi que nous voyons des scrofulides nombreuses, des syphilides variées, attaquer les tissus des doigts; c'est ainsi encore que le vice rhumatismal, que la diathèse goutteuse, occasionneront dans les articulations phalangiennes des inflammations particulières; de même, enfin, la tuberculose et le cancer pourront déterminer dans ces petits organes les productions néoplasiques qui les caractérisent.

Toutes ces localisations peuvent, à la longue, déformer les doigts de manières différentes, mais, quant à ce qui est de la dactylolyse, nous n'avons à nous occuper de ces manifestations dactyliennes que lorsqu'elles auront envahi suffisamment les tissus pour amener des ulcérations profondes, ou lorsqu'elles auront par l'ostéite suppurée, la carie, la nécrose, rompu ou fait disparaître en totalité une ou plusieurs phalanges. Sous l'influence de ces processus secondaires, on verra survenir aux doigts des raccourcissements au niveau desquels des cicatrices vicieuses, des dépressions profondes, des sillons et des étranglements plus ou moins accusés.

Nous ferons remarquer, avant d'entrer dans l'étude détaillée de ces questions, que nous laissons de côté le rhumatisme et la goutte, qui ont été étudiés récemment avec le plus grand soin, quant à leurs manifestations dactyliennes, dans la thèse de M. Meillet (1). Nous restreindrons notre étude aux dactylolyses qui surviennent sous l'influence de deux maladies diathésiques des plus communes, la scrofule et la syphilis.

Et d'abord, nous accordant en cela avec Bazin, nous reconnaîtrons à ces diathèses trois formes : l'une *bénigne*, l'autre *ordinaire*, la troisième *maligne*. Les lésions dactyliennes déterminant des dactylolyses relèveront toujours de cette troisième forme.

Dans sa classification des « scrofulides malignes, » Bazin décrit deux formes de scrofulide maligne ulcéreuse : la scrofulide ulcéreuse simplement inflammatoire, et la scrofulide ulcéreuse fibro-plastique : « Cette distinction, dit-il, me paraît importante en pratique comme en théorie ; au point de vue pronostique aussi bien qu'au point de vue thérapeutique.

Le début est différent : dans la scrofulide inflammatoire les éléments primitifs sont la pustule et le tubercule cutané simplement inflammatoire ; les os forment le plus souvent une barrière infranchissable au mal. Dans la scrofulide fibro-plastique, c'est le tubercule fibro-plastique , moins saillant ordinairement, plus induré, plus rouge qu'il ne l'est dans le lupus tuberculeux non ulcéré ; la destruction marche

(1) Th. de Paris, 1874, avec planches, par P. Richer. Ce travail est résumé dans l'article MAIN, du *Nouveau Dictionnaire de médecine et de chirurgie pratiques*, rédigé par Le Dentu, qui a reproduit les jolis dessins de P. Richer, t. XXI, p. 361 et suiv.

plus vite, les os sont généralement attaqués aussi bien que les parties molles.

Nous voyons aux membres une proportion à peu près égale de scrofulides inflammatoires et de scrofulides fibro-plastiques. C'est au voisinage des articulations, et notamment sur la face dorsale des doigts et des orteils qu'on a le plus souvent occasion de les rencontrer. Elles s'accompagnent de la tuméfaction des membres et des articles, empêchent les mouvements, la flexion des doigts, la préhension des objets quand elles siégent sur les doigts, produisent la claudication quand elles siégent sur les membres inférieurs, et sont très souvent suivies, après la guérison, de pseudo-ankylose des articulations affectées, de l'hypertrophie, de l'incurvation, et *du raccourcissement des doigts et des orteils, qui dans quelques cas paraissent comme ratatinés.* »

D'autres fois, ce sera seulement une production tuberculeuse se développant dans le tissu cellulaire et pouvant amener de graves déformations des doigts. L'observation suivante que nous devons à l'obligeance de M. Ernest Besnier, en est un bel exemple.

Obs. XIX.— Dactylite chronique, observée dans le service de M. Ernest Besnier, à Saint-Louis, et recueillie par M. Rendu, interne du service.

Benoist Poullande, âgé de 45 ans, distillateur, occupe, le 4 avril 1874, le numéro 22 de la salle Saint-Léon. Cet homme, bien constitué, a présenté dans le jeune âge quelques accidents strumeux fort légers, gourmes fugaces, engorgements ganglionnaires passagers, engelures très-prononcées tous les hivers ; avec œdème violacé du dos des mains, et crevasses aux doigts.

Depuis quelques années, il est sujet aux douleurs rhumatismales.

Une nouvelle poussée est survenue dans le genou gauche il y a trois semaines; les douleurs, après s'être propagées à l'épaule droite, se sont localisées à l'articulation sacro-iliaque droite.

Outre ces douleurs, il présente une affection singulière qui l'a déterminé à entrer à l'hôpital, et date de trois mois.

Au niveau de la première phalange des doigts de la main gauche,
existe un empâtement diffus, rénitent et induré, qui déforme le doigt
en lui donnant un aspect nasiforme. La phalangette semble comme
enfoncée dans une masse volumineuse, et au premier abord, on pourrait croire à une ostéite de la phalange. Les plis articulaires sont
effacés, la peau est d'un rouge sombre, érythémateux, violacé, uni-
formément répandu sur les points engorgés. La pression fait disparaître cette coloration : les mouvements des doigts sont gênés.

A la face antérieure de ces phalanges existent, au niveau des plis
articulaires, des fissures profondes, de véritables crevasses ulcérées
et recouvertes de croûtes constamment déchirées.

Les ongles correspondants sont malades, amincis, exfoliés en
partie, et rayés transversalement.

La même lésion existe à la main gauche au niveau de l'auriculaire.

De ce côté, le poignet présente un empâtement de forme ovalaire,
allongé dans le sens du grand axe, terminé par un bord circulaire à
convexité supérieure.

Du côté de la paume de la main est une autre tumeur plus petite,
arrivant jusqu'au deuxième pli palmaire, et bridée par le ligament
annulaire du tarse. En sorte que les deux parties saillantes de la
tumeur, séparées par un étranglement, représentent assez bien la
forme d'un sablier.

La peau qui recouvre cette tumeur est intacte et roule librement
sans présenter aucune adhérence. La tumeur, au contraire, paraît
liée intimement aux parties profondes, ce qui empêche toute mobilité dans le sens latéral ou dans le sens longitudinal.

L'affection est complètement indolente, même à une forte pression.
Il semble qu'il y a là une synovite fongueuse, due à des efforts
répétés. Il n'y a nul antécédent blennorrhagique pour l'expliquer.

Le mal se compliqua au bout de quelques jours de diarrhée assez
intense ; toutefois l'affection cutanée allait bien le 19 avril, les
nodosités étaient moins tendues, plus flasques, d'une douleur moins
vive ; les fissures, que le stylet avait démontré ne point aller
jusqu'à l'os, étaient devenues plus suintantes ; les douleurs articulaires s'étaient localisées à la jointure sacro-iliaque. Le malade, qui
avait été traité par la teinture d'iode, le sirop alcalin, les vésica-
toires, etc., est soumis, en outre, à l'emploi intérieur de l'iodure
de potassium, à la dose de 1 gramme par jour.

Le 26 avril, on s'aperçoit que le testicule droit est complètement
dégénéré ; il présente des bosselures, des inégalités, des points ramollis. Le jour suivant, ces points donnent naissance à trois fistules
indolentes, qui sécrètent fort peu de pus.

L'auscultation de la poitrine ne donne pas de signes très-nets; respiration plus prolongée.

Le 30 avril, le malade ayant été examiné de nouveau avec soin, on apprit que la tumeur du poignet s'était développée à la fin du mois de novembre. En regardant la face postérieure de l'avant-bras, on remarqua que le cubitus était plus globuleux, formant un empâtement rénitent au-dessus de l'apophyse styloïde, comme s'il y avait eu périostose ou une gomme. On percevait, en outre, une légère fluctuation, mais il n'y avait rien au tibia, aux orteils, aux clavicules ni au sternum. Pas de fourmillements, de douleurs, d'hyperesthésie ni d'anesthésie au niveau des doigts : aucun trouble du côté du système nerveux.

Le 16 mai, sous l'influence de la teinture d'iode, le testicule, qui avait longtemps conservé l'apparence d'une épididymite tuberculeuse, est guéri ; les fistules se sont comblées, l'induration a disparu. En même temps, l'empâtement des doigts a beaucoup diminué, les ulcérations ont un meilleur aspect.

Dans les premiers jours du mois de juin, sans cause connue, le malade est pris d'un gonflement subaigu du testicule gauche, qui devient bosselé et tendu, l'épididyme est notablement gonflé et induré.

L'auscultation fait reconnaître dans le poumon gauche une respiration granuleuse et rude, sans craquements bien prononcés ; mais il y a moins d'élasticité sous le doigt.

Pendant la seconde quinzaine de juin, les symptômes inflammatoires du côté du testicule s'amendent ; il n'y a pas de production de fistule. On sent néanmoins la glande toujours empâtée, volumineuse, irrégulièrement bosselée, avec des points plus ramollis du côté de l'épididyme.

Les mains se sont peu modifiées. Quelques-unes des nodosités ont évidemment diminué, mais aucune des ulcérations ne s'est fermée ; de plus, l'articulation de l'index du côté gauche, est devenue crépitante. La lésion est évidemment osseuse et intra-articulaire. Les fistules donnent un liquide très-rare, gommeux et légèrement purulent.

L'état général s'est amélioré, plus de diarrhée. Le malade a toutefois maigri depuis son entrée à l'hôpital ; il a parfois des accès fébriles le soir, mais il ne tousse pas et présente une respiration à peu près normale, un peu rude au sommet droit.

Le malade quitte le service pour aller passer quelque temps à la campagne, le 15 juillet.

Cette observation nous offre une forme rarement observée

de dactylite scrofuleuse ; nous aurions vivement désiré offrir au lecteur le dessin des déformations observées, la main malade ayant été moulée par M. Baretta avec tout le talent qu'on lui sait, et déposée au musée de l'hôpital Saint-Louis, mais le temps et les circonstances se sont opposés à la réalisation de ce projet.

Mentionnons encore un désidératum : avant d'abandonner l'étude des manifestations dactyliennes superficielles de la scrofule, nous espérions pouvoir offrir au lecteur l'histoire d'un cas fort curieux de dactylite scrofuleuse observé chez une femme qui est venue plusieurs fois à la consultation de M. Laillier, alors que nous étions dans le service. Cette malade, en effet, outre qu'elle présentait un gonflement considérable de la première phalange du médius de la main droite, offrait encore un gonflement de toute la paume de la main. Cette tuméfaction était surtout accentuée au niveau du troisième métacarpien et s'étendait même un peu vers l'avant-bras. Lorsqu'on faisait mouvoir le médius (après que le gonflement se fût quelque peu dissipé), on sentait une crépitation très-nette un peu au-dessous du ligament annulaire du corps indiquant clairement la participation des gaines et des tendons des fléchisseurs.

Ce fait offrait pour nous un grand intérêt. Il met, en effet, bien en évidence un des caractères distinctifs de la dactylite superficielle scrofuleuse et de la dactylite superficielle syphilitique. Dans la première, en effet, c'est toujours la face palmaire du doigt qui est le siége principal de la rougeur et la paume de la main participe toujours plus ou moins à l'inflammation du doigt. Dans la seconde, au contraire, la face dorsale du doigt et le dos de la main sont atteints, en sorte que si, dans l'une et l'autre affection, l'inflammation se propageant aux tissus plus profonds, attaque

les tendons, les troubles fonctionnels différeront totalement.
Dans la scrofule, en effet, les fléchisseurs seront atteints ;
ce seront les extenseurs, au contraire, dans la syphilis (1).

La scrofule et la syphilis, on le voit, ont, lorsqu'elles at-
taquent les doigts, une marche absolument différente. Nous
rejetons d'ailleurs toute parenté, tout rapprochement entre
ces deux maladies. Nous n'admettons pas l'opinion de certains auteurs qui ont dit que quand la scrofule vient à se
compliquer de syphilis, il y a association, en quelque sorte
mariage ou fusion des deux maladies pour produire des
phénomènes particuliers que certain auteur a nommés
scrofulate de vérole.

Si maintenant nous étudions les manifestations dacty-
iennes syphilitiques, nous verrons qu'il est un produit de
la vérole se présentant à la troisième période et pouvant
affecter les doigts ; nous avons nommé la *gomme.* La
phrase suivante de Van Swieten en définit bien les caractères : « Gumma solet vocari tumor, talis tenacitatis et mal-
« litiæ, ut digitis ceʊat, fere uti solent gummæ ex arbori-
« bus stillantia et concreta, dum radiis solaribus molles-
« cunt, vel nondum perfectum duritiem acquisiverunt. »
(Van Swieten, Comment. in Bœrhaave Aphor., t. I,
p. 939). »

Cette tumeur gommeuse dactylienne, Chassaignac (2) la
décrit sous trois formes diverses :

« 1° La forme charnue présente un tissu d'un aspect tout
particulier et intermédiaire, en quelque sorte, entre l'aspect
de certaines tumeurs fibro-plastiques et celui de l'encépha-
loïde.

(1) Un seul cas d'inflammation gommeuse des tendons a été observé aux doigts. Il se trouve dans la huitième observation de la
thèse de Van Oordt, Des tumeurs gommeuses, Paris, 1859.

(2) Clinique européenne, 1859. De la dactylite syphilitique, p. 238.

Le trait le plus caractéristique peut-être de ce genre de tumeurs, c'est la facilité avec laquelle elles disparaissent sous l'influence de la médication à l'iodure de potassium. C'est là le réactif le plus sûr de l'existence de certaines tumeurs gommeuses, attendu qu'aucune autre tumeur connue ne peut se résoudre avec une même rapidité sous l'influence de ce médicament.

2° La forme bourbillonneuse est caractérisée par la présence au milieu des tissus d'une espèce de bourbillon quelquefois très-volumineux, de couleur blanche, assez bien représenté, à la friabilité près, par la substance qui, dans les disques intervertébraux des vieillards, occupe le centre de la substance intervertébrale. Les auteurs ne donnent presque aucune description de ce produit singulier; ils se contentent de le désigner sous le nom de tubercule, mais sans décrire aucunement cette substance blanche, que nous avons quelquefois comparée à un fragment de morue ou de veau à peine cuit, à un morceau de carton-pâte ou à du mastic à demi-desséché, à des eschares du derme dans les cas de sphacèle blanc. Cette substance ne se rencontre point dans le tissu cellulaire exclusivement, comme cela a été dit, mais elle occupe l'épaisseur de plusieurs des couches d'un membre, sans distinction de tissu. Les rapports de cette substance avec ce qui l'entoure sont très-variables, suivant qu'on examine la tumeur gommeuse à telle ou telle époque de son évolution. A cet égard, on peut distinguer dans la marche de la tumeur gommeuse une période de crudité et une période de ramollissement. A toutes les périodes, nous avons constamment rencontré la tumeur blanche, un peu jaunie cependant, au moment où la suppuration vient s'emparer des parties pour amener l'élimination du bourbillon.

Le nom d'eschare sèche interstitielle est celui qu'au pre-

mier aspect, on est porté à appliquer à cette production tout
à fait singulière ; en effet, ce n'est point de la matière tu-
bercu'euse. Cette substance ne se rapporte à aucune des
productions cancéreuses connues ; elle ne présente aucune
trace d'organisation, aucun vaisseau d'aucun genre. Dans
sa période de crudité, elle se continue avec la substance
qui l'environne comme si elle en faisait partie, comme si
elle était constituée par une eschare qui, venant de se former
à l'instant même, serait encore intimement liée à ce qui l'entoure. Ce serait donc une espèce de gangrène blanche qui
se formerait de toutes pièces au sein d'une masse de tissus
vivants ; mais elle diffère essentiellement de toute autre
gangrène, en ce que, pendant des mois, des années peut-
être, il ne peut se produire aucun travail d'élimination, et
de plus, en ce qu'il n'y a pas de phénomènes de putridité.

Dans sa période de crudité, elle représente donc une substance dure, coriace, très-cohérente, se déchirant avec
peine, aussi adhérente aux tissus au sein desquels elle est
placée qu'elle est cohérente avec elle-même, et qui semblerait y avoir été introduite tout d'une pièce. Quant au mode
de connexion avec les parties environnantes, il n'est pas
constitué par des filaments, par une matière plastique ou
pseudo-membraneuse ; il y a une sorte de continuité comme
celle qui existe entre la partie d'un tissu qu'on vient d'es-
charifier et les parties ambiantes de l'eschare. »

Enfin, Chassaignac décrit une troisième forme, une forme
colloïde :

« Dans les cas rapportés, dit William Taylor (1), où le
processus morbide attaque le tissu conjonctif sous cutané,
on observe une couleur violacée de la peau qui, au toucher,
est tendue et résistante.

1) *On Dactylitis syphilitica, Journ. Americ. of syphylography and
dermatology*, vol. II, 1871.

Beauregard.   5

Cet état, comme je l'ai déjà dit, est dû probablement à la densité de la substance gommeuse, mais Chassaignac considère comme probable que dans ce cas le dépôt étant colloïde et semi-diffluent, la compression des capillaires serait très-faible et la rougeur de la peau peu accentuée, si même elle existait. Dans cette forme colloïde, une sensation de mollesse, presque de fausse fluctuation, remplacerait la rénitence ordinaire aux tumeurs gommeuses ; mais nous n'avons pas encore rencontré de fait établissant que cette variété colloïde de la tumeur gommeuse se rencontre aux doigts et aux orteils, et ce n'est que par analogie que Chassaignac a pu admettre son existence dans la gomme des doigts.

Deux faits de ces gommes dactyliennes ont été observés dans le service de M. Lallier, alors que nous en faisions partie.

Les faits de ce genre sont si peu nombreux (1) que l'on

---

(1) Cette note bibliographique et les deux observations que nous rapportons ici sont extraites d'un travail que nous nous proposons de publier d'ici peu sur la *Syphilis dactylienne* :

Le premier cas de dactylite syphilitique se trouve rapporté par Baumès (Traité théorique et pratique des maladies vénériennes, 1re part., p. 178, Lyon, 1840).— (Voir notre travail sur la Syphilis congénitale, déjà cité). Ce ne fut qu'en 1859 que la question de la dactylite syphilitique fut soulevée par Chassaignac dans la *Clinique européenne* (*loc. cit.*), et dans son Traité de la suppuration, t. II, p. 626, 1859.

L'année suivante, Nélaton fit une leçon sur le *Panaris syphilitique*, publiée d'abord dans la *Gazette des hôp.*, de 1860, p. 105, puis sous forme d'analyse dans le *Bull. thérap.*, même année, t. 58, p. 233.

En 1867, Lucke, de Berne, rapporta in *Berliner Klinische Wochenschrift*, n°s 50 et 51, un cas *Die Syphilitische Dactylis ;* ce travail a été traduit presque *in extenso* dans les *Arch. gén. de méd.*, 1873. Il en est fait une rapide mention in. Tumeurs solides des doigts (Monory, th. de Paris, 1873, n° 440).

En 1870, Bergh, de Copenhague, publiait in *Arch. für Dermatologie and Syphilis*, n° 2, un article intitulé : *Fall von Gümmöser*

trouvera quelque intérêt dans les deux observations suivantes :

Obs. XX. — Cas inédit de dactylite syphylitique (Hopital Saint-Louis),
observé dans le service de M. Lallier et recueillie par M. Bex, interne
du service.

Mlle Pillan (Jenny), blanchisseuse, 28 ans, née à Brest.

La malade entre pour de vastes ulcères suppurants de la jambe
droite; ces ulcères datent de quinze jours.

(*syphilitischen*) *Dactylis*. La même année, in *Berliner Klinische Wochenschrift*, n° 7, 1870, Risel rapportait un cas de dactylite syphilitique des doigts et des orteils.

En 1871 (janvier), William Taylor fit paraître (*loc. cit.*) un article
important sur ce sujet ; ce travail fut analysé dans les *Arch. de dermatologie et de syphilographie*, t. III, p. 114, par M. Curtis.

En 1872, le même journal américain (*Journ. of syphilog. and dermatology*, vol. III, page 33, 1872, publiait *A case of congenitale dactylitis syphilitica*, par Curtis Schmith. — Quelques mois après, le même
volume contenait (page 142) un travail de Wigglesworth intitulé
Case of syphilitica dactylitis. Ces deux observations ont été analysées dans la *France médicale* (1873), par notre excellent ami A. Che-
vallereau. — En Amérique encore, Perry, de Philadelphie, publiait
quelques observations dans *The Philadelphia Medical Times*.

Dans l'année 1873, Morgan, qui déjà, en 1872, avait, dans un intéressant ouvrage, *Practical lessons on contagious diseases*, p. 231-236,
attiré l'attention sur la dactylite syphilitique, publiait in *The Medical Press and Circular* (16 décembre 1872 et janvier 1873) deux articles fort remarquables.

Un nouvel article dans le même journal parut au mois d'avril de la
même année, et en même temps dans le *Dublin Journ. of med. Sc.*
Ces deux articles résumaient les renseignements donnés par Morgan
sur la maladie devant la Societé obstétricale de Dublin et les discussions qu'ils avaient fait naître. Ces travaux furent analysés dans
The American Journal, mai 1871, p. 199, Bulletin de la Société obstétricale de Londres et en France dans la *Revue des sciences médicales*,
par M. Delens, 1873.

Le Dr S. Gross, in *The Surgery*, Philadelphia, 1873, consacre quelques pages au même sujet.

Cette même année 1873, William Taylor, dans les *Archives of scien-
tific and practical medicine*, de Brown-Séquard et Seguin, n° 4, avril
1873, publiait : *Clinical observations on the syphilitic lesions of the
bones of the hands in young children*, où se rencontre un très-beau

Elle fait remonter à huit ou dix mois le début de sa maladie, mais sans donner aucun renseignement sur la nature des troubles qu'elle ressentait. Il ressort, toutefois de son récit, qu'elle n'avait jamais rien eu aux parties, qu'elle n'a jamais eu de maux de gorge, que ses cheveux ont commencé à tomber il y a sept ou huit mois; qu'il y a trois mois, elle a remarqué des boutons sur le cuir chevelu. Il y a trois mois, elle eut de la céphalalgie, des étourdissements qui ont duré deux mois en même temps que des douleurs ostéocopes. Ce fut alors qu'elle se décida à consulter un médecin, qui lui fit prendre de l'iodure de potassium et lui ordonna des frictions avec une pommade dans les aines. Enfin les manifestations syphilitiques des jambes ne datent que de quinze jours, et on lui appliqua, à ce propos, un emplâtre sur la jambe droite.

Elle est sujette à s'enrhumer l'hiver, mais pas de maladies antérieures. Elle a eu une enfant il y a sept ans, morte à un mois, de la dysentérie. Pas de fausses couches. Bien réglée, mais elle voit très-peu, surtout depuis qu'elle est malade.

Elle habite Paris depuis douze ans.

Elle a été traitée, l'an dernier, chez le Dr Siredey, où elle est restée plusieurs mois, ayant des lésions très-curieuses du col utérin qu'on fut tenté de prendre pour l'accident primitif.

État actuel. — Anémie visible, rien sur le tronc ni aux parties. Boutons dans la tête. La lésion pour laquelle elle entre se trouve aux membres inférieurs, au droit en particulier.

La jambe droite, vers la partie supérieure, à sa face externe, est le

---

cas de dactylite syphilitique. Tilbury Fox, dans la troisième édition de son traité *On Skin diseases*, 3e édit., p. 297-300, donne un rapide aperçu de la question.

En 1874, un article de Bulkley L.-D., « *Rare cases of congenitale syphilis (dactylitis syphilitica)* paraissait à New-York dans le *Medical Journal* (mai 1874), et le même journal (octobre 1874) contenait un cas de dactylite syphilitique observé par le Dr Busey chez un enfant de 18 mois (*Dactylite syphilitique in a child eighteen months old*). Ces deux observations (Busey et Bulkley) ont été analysées dans les *Archives of dermatology*, v. II, n° 2, janvier 1875, New-York.

Enfin, en février 1875, Brynberg Portos, in *The American Journal of Obstetrics*, pages 549-555, rapporte plusieurs cas de dactylite syphilitique congénitale ce travail est suggéré à son auteur ; par une publication importante de W. Taylor, commencée dans le même journal en 1874 et terminée en février 1875 (*Syphilitic lesions of the osseous system in infants and young children*) et où il est question en maint passages de la dactylite syphilitique.

siége de deux vastes ulcères, d'un diamètre plus grand que celui d'une pièce de cinq francs.

A la jambe gauche, 4 ou 5 ulcères du diamètre d'une pièce de 50 centimes à 1 franc.

Ailleurs sur le corps, une ou deux pustules d'ecthyma. Douleurs le long de la crête des tibias.

M. Lallier diagnostique des syphilides ulcéreuses et serpigineuses, à forme gangréneuse, ayant succédé à des pustules d'ecthyma.

Une cuillerée de sirop de Gibert, vin de quinquina, fer et rhubarbe.

9 janvier. Badigeonnages iodés sur les ulcères, cataplames à gauche.

Le 10. Les petits ulcères de la jambe gauche ont augmenté sur le cataplasme.

Le 11. Les ulcères de la jambe gauche se sont encore étendus en largeur et en profondeur. — Iodoforme sur tous les ulcères.

Le 15. Amélioration marquée de l'ulcère, principalement de la ambe gauche.

Le 17. Eruption pustuleuse à l'occiput, très-confluente, et sous les croûtes se trouve accumulé du pus fétide, très-abondant.

Le 18. Les ulcères de la jambe droite ont un bien meilleur aspect, leurs contours sont d'un beau rouge vif. Ulcération assez étendue et assez profonde de la face postérieure du pavillon de l'oreille, à sa partie supérieure.

Continuer l'iodoforme pour la jambe droite, le remplacer par du camphre à gauche.

Le 19. L'ulcère supérieur de la jambe droite est sanguinolent.

Le 20. Il s'est formé un ulcère analogue à la partie supérieure de la jambe droite. Les ulcères de la jambe gauche, qui ont bon aspect, ont encore des bords taillés à pic et proéminents, ce qu'on ne trouve pas sur l'autre jambe.

Le 22. On ordonne des pulvérisations, on supprime l'iodoforme qu'on remplace par un pansement fait avec la bandelette de diachylon.

Le 23. Commencement de cicatrisation dans les grands ulcères de la jambe qui saignent facilement.

Le 27. Progrès très-grands dans la cicatrisation des grands ulcères de la jambe droite.

Le 30. Les ulcères de la jambe gauche (camphre) sont bientôt cicatrisés. Les ulcérations sont maintenant à fleur de peau; attouchement avec crayon de nitrate d'argent.

9 février. On aperçoit ne nombreux ilots épidermiques spontanés.

Le 10. Sur le cuir chevelu, on trouve, en divers points, des ulcérations à peu près semblables à celles des jambes et de calibre variable.

d'une pièce de 50 centimes à une pièce de 1 franc ou même davantage. — Pansement au chloral.

Le 12. Partout les ulcères sont en voie de réparation.

Le 19. Plaies de la tête se comblent rapidement.

5 mars. Nouvel ulcère occupant le genou droit et sur la rotule. Volume d'une pièce de 20 centimes. Ulcération de la partie supérieure du pavillon de l'oreille gauche.

Le 15. Etat stationnaire des ulcérations rotuliennes auriculaires.

Le 22. Depuis quelques jours, il s'est formé une croûte ulcéreuse de la narine droite et une induration limitée dans l'épaisseur de la lèvre supérieure. Toute la partie gauche du lobule du nez est luisante et de teinte livide. — Iodure de potassium, 1 gr. 50; sirop de Gibert.

Le 25. Frictions avec pommade mercurielle sur le nez.

Le 26. L'ulcération de la narine ne fait que s'éliminer, ainsi que celle de l'oreille gauche. Cautérisation avec chlorure de zinc liquide. Les ulcérations des jambes sont complètement cicatrisées.

Le 27. Tuméfaction marquée de la lèvre supérieure.

Le 28. Les ulcérations se sont nettement arrêtées sous l'influence de la cautérisation qui a donné lieu à la formation d'eschares sèches, non soulevées. En revanche, la lèvre supérieure s'est ulcérée dans la moitié gauche. — Cautérisation de la lèvre avec chlorure de zinc.

Le 29. La marche des ulcérations paraît arrêtée partout. Un peu de diarrhée. — Extrait thébaïque, 0,02, 2 cuillerées de sirop de Gibert.

Le 31. Les eschares déterminées par le chlorure de zinc sont à peu près toutes tombées, et dessous, des surfaces ulcérées tendent à la cicatrisation.

4 avril. Les eschares de l'aile du nez sont à peu près cicatrisées; au nez, légère perte de substance le long du bord inférieur.

Le 6. Salivation assez abondante, malgré le chlorate de potasse.

Le 7. Oreille à peu près cicatrisée, avec disparition d'une quantité assez notable du cartilage. L'ulcération de la lèvre supérieure marche peu, reste superficielle, et semble présenter quelques signes de cicatrisation en un point. L'ulcération de la narine paraît arrêtée. L'état général est maintenant bon.

Le 21. Partout les ulcérations sont en bonne voie de cicatrisation.

Le 24. Tuméfaction (sans rien au tégument) immédiatement audessus de la rotule, fluctuante, très-nette; le liquide ne remonte ni en arrière de la rotule, ni sur les côtés. Ce liquide paraît siéger au milieu du tendon rotulien.

Le 27. La malade se plaint depuis quelques jours d'étourdissements; ses règles sont en retard d'une quinzaine de jours. Il ne reste à cicatriser que les ulcérations aux membres inférieurs. L'état général est bien meilleur depuis quelque temps, la malade engraisse à vue d'œil,

5 mai. OEdème et douleur au membre inférieur droit, surtout au-
dessous de la cheville et le long de la face externe.

10 juin. Sort de l'hôpital en très-bon état.

15 juillet. Rentre à l'hôpital dans la même salle où elle occupe le lit
nº 2, pour des accidents ulcéreux semblables à ceux qu'elle présentait pendant son premier séjour. Elle a à la partie supérieure de
l'avant-bras gauche, au-dessous du coude, une ulcération du volume
d'une pièce de cinq francs à fond sale; il semble qu'elle résulte d'une
gomme.

Au bas de la fesse droite, ulcération plus petite.

Le 26. Amélioration de l'ulcération de l'avant-bras sous l'influence
de l'iodoforme.

Le 27. Pas d'amélioration de l'ulcération de la fesse. On substitue
le cataplasme à l'emplâtre de Vigo dont on faisait usage.

14 août. Les ulcérations se généralisent sous forme de petites pustules entourées d'un cercle blanchâtre, mortifié et formant eschare.
Elles occupent les pieds et les jambes, sont très-douloureuses et s'entourent d'une auréole rouge. L'iodoforme ne donnant pas grand résultat, on le remplace par la pommade à l'iodhydrargyrate.

Le 28. Le traitement général n'étant pas supporté, on ordonne
des frictions à l'onguent napolitain.

5 septembre Amélioration. Quelques croûtes rupioïdes. Rougeur au
bout du nez.

2 octobre. Ulcération du bord droit de la langue. Traitement : cautérisation au nitrate d'argent.

25 octobre. La malade signale sur la partie gauche du voile du pa-
lais, une petite plaque rouge iodurée, peu saillante.

6 novembre. Petite ulcération reparaît sur une *tuméfaction au pied
droit, à la racine du gros orteil, il y a à ce niveau épaississement de la
peau, et une fluctuation qui paraît tenir au liquide de la bourse séreuse.*

Quand la tuméfaction apparut, les téguments prirent une teinte d'un
rouge livide qui s'étendait non-seulement au gros orteil, mais encore
à la partie interne du cou-de-pied. Ce dernier était lui-même gonflé
fluctuant. La peau était tendue. L'ulcération située à la racine du gros
orteil était assez profonde et gagna encore en profondeur dans les
jours suivants.

Huit jours durant, le mal augmenta, élargissant très-notablement
le gros orteil dans ses deux phalanges; la dernière surtout semblait
sur le point de s'abcéder, elle était luisante, rouge; peau tendue; elle
était sur un plan supérieur à celui du second orteil et reposait sur
ce dernier. Il faut noter surtout le développement du gros orteil qui
avait au moins augmenté de moitié, qui avait une température anormale (bien qu'on ne l'ait constaté qu'à la main).

Le second orteil lui-même participa bientôt à la lésion dont était atteint son voisin ; il devint volumineux, rouge, tendu et enflé à sa première phalange ; les deux dernières phalanges au contraire. s'effaçant sous la face inférieure du gros orteil, semblaient n'avoir point participé au mal, à peine quelque rongeur et peu de tuméfaction. Le cou-de-pied très-rouge, très-enflé semblait tendre aussi à s'abcéder, la rougeur fort vive sur le côté interne (côté tibial) allait graduellement en diminuant vers le bord externe (côté péronéal).

Quant à la face plantaire, elle présentait aussi une rougeur, mais moins vive, qui partant de la base du gros orteil, allait graduellement en diminuant jusque vers le niveau de l'articulation tarso-métatarsienne. La face plantaire, comme d'ailleurs cela semble être la règle dans la dactylite syphilitique, était peu malade et n'était presque point tuméfiée.

La douleur ne fut jamais très-vive. Elle n'était point continue, et se caractérisait par des lancements, des picotements qui survenaient surtout après que la malade avait fait une marche quelque peu longue. Cette douleur ne s'exagérait point la nuit, toutefois la chaleur du lit semblait en augmenter l'intensité quoique rien ne se rapportât aux douleurs ostéocopes.

La gros orteil n'était pas le siége unique de cette douleur ; le cou-de-pied y participait, ainsi que le voisinage de la malléole externe. La température extérieure semblait aussi influencer notablement les manifestations de cette douleur ; l'humidité la faisait revenir, mais par un temps sec au contraire, il était rare que la malade en souffrit. La pression même vive sur le cou-de-pied ne déterminait aucune sensation douloureuse, il n'en était plus de même quand on exerçait cette pression sur le gros orteil. Hâtons-nous de dire cependant que cette douleur communiquée n'était point très-vive. Différant absolument des douleurs spontanées que nous avons décrites il n'y a qu'un instant, le mal causé par la pression ou la manipulation du gros orteil se manifestait par une petite douleur, plutôt même une sensibilité exagérée encore par l'appréhension de la malade ; mais il n'y avait là rien des lancements et des picotements des douleurs spontanées. La face dorsale du pied était seule impressionnée par la maladie et la face plantaire était absolument indolore. L'emplâtre de Vigo fit disparaître ces symptômes en l'espace de quelques semaines.

Il y avait une crépitation fort distincte, accompagnée d'un certain bruit, lorsque saisissant l'extrémité du gros orteil, ou qu'on lui communiquait quelque mouvement, mais les mouvements volontaires et la marche ne donnaient plus ce symptôme. Le second orteil ne sem blait point présenter cette crépitation.

La peau semblait indurée : elle était le siége de très-petites ulcérations qui n'acquirent jamais une grande profondeur. L'épaississement qu'elle avait éprouvé, et la tension des ligaments rendaient difficile l'exploration des tissus plus profonds et il était impossible de déterminer l'état des os et de dire s'ils avaient été attaqués par le mal. La marche ne fut jamais **arrêtée** par le fait même de la dactylite, mais l'œdème de la jambe qui suivit la formation des ulcérations força la malade à garder le lit.

Par les petites ulcérations de la peau, il sortit du pus jaunâtre et point de ce liquide peu abondant dont parlent les auteurs anglais.

28 novembre. Cou-de-pied guéri.

3 janvier 1875. Ulcérations (de la largeur d'une pièce de 2 francs) derrière la malléole externe gauche. -- Traitement : Touché les ulcérations avec le chlorure de zinc.

Le 31. Les ulcérations sont à peu près cicatrisées.

9 février. Depuis quelque temps, on remarque un œdème notable du pied et de la jambe malades, remontant presque jusqu'à l'articulation du genou, et que n'expliquent pas les lésions cutanées que l'on voit. — Traitement : Emplâtre de Vigo.

4 mars. Amélioration notable des lésions du pied depuis qu'elles ont été recouvertes d'emplâtre de Vigo.

Pas de lymphangite spécifique. L'emplâtre de Vigo semble dans ce cas avoir eu une action extrêmement prompte sur la dactylite. Son application a fait disparaître en moins de cinq semaines tous les symptômes, et aujourd'hui, la malade sort de l'hôpital après avoir vu le pied reprendre son volume normal. La coloration de la peau est à peine un peu rouge encore. Les ulcérations sont cicatrisées, les mouvements absolument rétablis, enfin toute douleur a disparu.

Obs. XXI. — Cas inédit de dactylite syphilitique (hôpital Saint-Louis) observée dans le service de M. Lailler (recueillie par M. Moutard-Martin, interne du service).

Pierre Siron, cordonnier, âgé de 41 ans, né à Paris, entre le 6 janvier 1874 à l'hôpital, lit 34, salle Saint-Mathieu

Il n'a eu aucune maladie jusqu'en 1855, époque à laquelle partant en Crimée, il prit un chancre induré et une blennorrhagie à Marseille. Après la traversée, il fut soigné pendant trois mois à Constantinople pour des plaques muqueuses de la gorge et de l'anus. A ce moment-là, chute des cheveux.

En 1860, adénite inguinale suppurée (sans qu'à ce moment le malade eût de gonorrhée ou de chancre mou). Puis la même année, ulcération au niveau du fourreau de la verge et au prépuce (face inférieure du pénis). En même temps des abcès se sont formés aux bourses et ont été drainés par M. Chassaignac (séjour de quatre mois).

Il y a six ans il fut opéré de fistule à l'anus par M. Trélat à Saint-Louis.

Pleurésie pendant le siége. Pas de signes de tuberculose.

Etat actuel. — Cicatrice de l'accident primitif peu nette à la face interne du prépuce (partie supérieure, et à la face dorsale du gland). Cicatrice à l'aine droite, au fourreau de la verge, hypospadias pathologique, jusqu'à l'insertion du prépuce ; testicule droit fondu. détruit, disparu. Testicule gauche atrophié.

Il y a dix-huit mois, apparition sur la face dorsale de la première phalange du petit doigt d'une sorte de tubercule qui a suppuré et a été incisé. A la première phalange du petit doigt droit et au niveau de la tête du métacarpien, on voit aujourd'hui une série de croûtes plus ou moins larges, surtout épaisses, reposant sur une base épaissie et sous lesquelles on trouve une surface excoriée, lorsqu'on les a enlevées. Les croûtes enlevées, la surface est nettement papillomateuse.

En même temps, à la base de la première phalange du médius, on trouve un petit orifice par lequel se fait, au dire du malade, un écoulement assez abondant de pus jaunâtre tantôt épais tantôt séreux. Un stylet introduit par ce petit orifice à bords nets, se dirige par l'espace interdigital vers la face palmaire sans rencontrer de surface osseuse dénudée. La tête du troisième métacarpien est également très-augmentée de volume.

La première phalange du médius est considérablement augmentée de volume, en fuseau, ainsi que la tête de la deuxième phalange. A la face palmaire de la première phalange, on observe une induration arrondie, rénitente, non fluctuante. La pression en ce point ne fait rien sortir par l'orifice dont nous parlions.

Cet homme petit, maigre, a une apparence anémique presque cachectique. Il n'a presque pas de barbe sur les joues, mais il dit n'en avoir jamais eu plus. Sa voix ne présente rien qui frappe dans son timbre. — Iodure de potassium, 1 gramme de pulvérisation.

13 janvier. Au niveau de l'articulation de la première et de la deuxième phalange, un point se ramollit vers le bord externe (du côté de l'index) et donne une fluctuation douteuse, au niveau de l'articulation de la première avec la deuxième phalange. — K. 1 2 gr.

Le 17. Hier il s'est donné un coup à la base de la première phalange. Le point frappé se ramollit aujourd'hui, et est nettement fluctuant. Il y a un foyer à la partie latérale de la première phalange (du côté de l'index nettement fluctuant), suppression des douleurs. Peau animée et rouge

Le 18. Appareil de bandelettes de diachylon recouvertes de collodion.

Le 19. Le point fluctuant au niveau de la première phalange s'est ouvert par un orifice ulcéré. On ôte l'appareil ; un stylet introduit par cet orifice se dirige vers la face palmaire.

A la face palmaire, l'induration est moins forte, et la tension également moindre.

Le 20. Une ouverture spontanée a également de la tendance à se faire au niveau de l'articulation de la première avec la deuxième phalange.

Le 21. La seconde ouverture fistuleuse s'est faite.

Le 23. Le doigt paraît aplati à sa face dorsale ; la face palmaire semble augmentée de volume, mais seulement en apparence. Il est probable que cela tient au changement de proportion entre les deux faces, la face palmaire ayant gardé son volume, la face dorsale s'étant affaissée. Pulvérisation.

Le 25. Les deux ulcérations communiquent ensemble par un trajet fistuleux sous-cutané. — Exploration par le stylet.

L'ulcération supérieure communique encore avec un cul-de-sac situé dans une gomme du tissu cellulaire de la face palmaire du doigt.

9 février. La tumeur de la face dorsale du doigt est complètement affaissée ; à la face palmaire il y a une diminution sensible.

Le trajet fistuleux persiste toujours au niveau de l'articulation métacarpo-phalangienne. Un stylet introduit ne sent aucune dénudation d'os. Le stylet est bridé par des tractus fibreux.

Le 12. A la face dorsale, les parties molles sont dégorgées, la peau paraît trop large. L'extrémité du métacarpien reste plus volumineuse.

Le 14. On prend la mesure au compas d'épaisseur :

                    Phalange . . . . 2°,8 au début 2°,4 maintenant.
                    Base de la phalange . 2°,8   »   2°,3   »

Le 23. Un stylet introduit passe au-dessous de la peau décollée, et entré par un des orifices des gommes ulcérées, ressort par l'autre. — Injection de teinture d'iode chaque matin.

Le 27. On a fait chaque jour une injection de teinture d'iode. Aujourd'hui, elle n'a pas passé d'un orifice à l'autre. Peu de réaction locale.

1er mars. L'orifice au niveau de l'extrémité antérieure de la première phalange est cicatrisé.

Le 5. L'orifice le plus rapproché de l'espace interdigital est en train de se cicatriser. Les injections d'iode pénètrent très-peu. A la face palmaire il y a menace d'ouverture près de l'extrémité antérieure de la première phalange.

Du 9 au 15. Application de bandelettes compressives de Vigo.

Le 21. Application d'emplâtre de Vigo sur la surface papillaire du petit doigt et de la partie voisine du dos de la main.

Les formes que nous avons étudiées jusqu'ici se rapportent aux productions développées sous l'influence des maladies constitutionnelles dans les tissus superficiels (peau et tissu cellulaire) des doigts. Les tissus profonds sont fréquemment attaqués par les mêmes causes.

Il faut noter cependant que bien différente est la marche de l'affection dans ces tissus, selon qu'elle se développe comme manifestation de la scrofule ou comme une localisation syphilitique.

Dans le premier cas, en effet, nous aurons à étudier des caries de formes diverses, dans le second, les nécroses multiples. Les deux maladies ont toutefois ceci de commun, qu'elles déterminent l'une et l'autre des ostéites et des périostites.

Sans entrer dans l'étude des dernières théories émises sur la carie, ni dans celle des discussions soulevées par MM. Ollier et Ranvier (1), nous arriverons immédiatement à la forme la plus fréquente de carie développée sous l'influence du vice scrofuleux. Cette maladie était confondue par les anciens avec beaucoup d'autres maladies osseuses sous le nom de spina ventosa. « L'observation, dit Boyer (2), démontre qu'il existe deux espèces bien distinctes de spina ventosa : l'une, familière aux enfants jusqu'à l'âge de la puberté, affecte les os du métacarpe, ceux du métatarse et les phalanges, dépend évidemment du vice scrofuleux, s'annonce, se développe et subsiste souvent sans douleur, ou n'est accompagnée que de douleurs médiocres et se ter-

(1) Voir pour les détails l'article *Carie*, dans le *dict. encyclopédique des sc. médicales* (Ollier).

2) Voir *dict. des sc. méd.*, article Spina ventosa, par Boyer.

mine fréquemment par la nécrose d'une partie de l'os affecté. »

Cette affection étant assez fréquente et amenant d'intéressantes déformations, nous résumerons comme il suit les descriptions qui en ont été données (1).

Ce sont presque toujours les os des doigts et des orteils qui sont frappés, plus rarement ceux du métacarpe, du métatarse, presque jamais l'extrémité inférieure du radius. Ils se gonflent lentement et uniformement ; le plus souvent cette tuméfaction n'est point douloureuse. Les doigts finissent peu à peu par prendre une forme de « bouteille, » et l'os offre alors tantòt une consistance véritablement osseuse, tantòt manifestement élastique. La peau devient tendue, luisante, les plis qu'elle présentait disparaissent. Si la dernière phalange est atteinte, ce qu'on observe le plus souvent au gros orteil, la matrice de l'ongle se distend, l'ongle s'amincit et acquiert une largeur double et triple de celle que présente l'ongle de l'orteil de l'autre pied ; souvent plusieurs phalanges sont atteintes en même temps.

Au bout d'un certain temps la tumeur disparaît peu à peu, souvent sans qu'il y ait ulcération ni suppuration ; mais il peut survenir une atrophie consécutive, et souvent il reste un léger trouble fonctionnel, consistant le plus fréquemment en un raccourcissement du doigt, ou de l'orteil affecté. Dans d'autres circonstances, la peau prend une teinte rouge, il se forme un abcès allant jusqu'à la surface de l'os. Celui-ci n'est pas dénudé, du moins sur une grande étendue, et la guérison se fait encore, après une suppuration plus ou moins prolongée.

(1) Voir Augustin, Dissertation de *Spina ventosa ossium* ; Hall, 1797. — *Loder Journal für Chirurgie*, Iena, t. I, p. 368, Salzburg. — *Med. chir. Zeitung*, Salzburg *Erganzungsheft*, t. III, p. 446. — Gött. Anzeigen, 1799, p. 199. — N. A. D. B. XLV, B. p. 20.

Mais il arrive parfois que le stylet pénètre par une petite ouverture dans l'os même, et on trouve alors le canal médullaire dilaté et renfermant parfois un petit séquestre central. Quand la nécrose est plus étendue, ce qui est rare, il survient après la sortie de la portion mortifiée de la phalange, un raccourcissement et une déformation très-notables du doigt.

Les observations rapportées par Stromeyer montrent bien que telle est le plus souvent la marche de la maladie. Elles semblent en désaccord avec les faits observés par Virchow (1) dans lesquels il y avait eu de vastes nécroses centrales ou totales autour desquelles une inflammation secondaire du périoste avait déterminé la formation de couches osseuses très-épaisses, poreuses et criblées de trous. C'est d'ailleurs la description qu'avait donnée Boyer. Volkmann, à ce sujet, a écrit (2) : « Quant à moi je crois que le spina ventosa est dû à une hypertrophie inflammatoire de la moelle des os avec inflammation secondaire de la substance compacte qui souvent est remplacée par des couches périostiques d'une ossification fort incomplète.

Dans ce cas, je crois qu'il est rare de rencontrer des suppurations centrales ou périphériques abondantes. On n'observe point ordinairement de nécroses étendues. Quoi qu'il en soit, les déformations n'en existent pas moins, les doigts n'en sont pas moins fort souvent raccourcis, brisés, quand la persistance du mal ne force pas le chirurgien à intervenir et à amputer l'organe malade. Ce sont là des dactylolyses sur la gravité desquelles il nous semble inutile d'insister.

La deuxième forme beaucoup plus rare, dit Boyer (3), est

(1) Virchow, *Arch. de Virchow*, vol. XV, p. 240.

(2) Volkmann, *Handbuch der allgemeinen und speciellen Chirurgie.* Erlangen 1865, vol. II (2º part., 1ʳᵉ livraison, pages 271 et suivantes).

(3) Boyer, Traité des maladies chirurgicales et *dict. des sc. méd.*, art Spina-ventosa, *Dictionn. des Dictionn.*, art. Spina ventosa.

aussi celle qui a offert aux anciens le plus d'occasions pe commettre des erreurs.

L'affection scrofuleuse qui attaque les os des doigts est une véritable carie, caractérisée par l'ulcération « *avec phagédénisme chronique du tissu osseux* » (Chassaignac).

C'est surtout le tissu spongieux qui en est attaqué; la carie le ramollit, le raréfie, le prive de son phosphate calcaire et ne le condense jamais.

« L'existence d'une matière osseuse purulente au milieu du pus d'un abcès constitue, dit l'illustre auteur du Traité de la suppuration, le caractère le plus important et presque le seul signe distinctif de la suppuration carieuse. » Notre devoir n'étant pas de décrire ici cette affection en détail, nous en dirons seulement que, chronique de sa nature, elle peut durer des mois et des années entières sans porter une atteinte notable à la constitution. La guérison spontanée est exceptionnelle. Quand elle a lieu, les fongosités végétantes à la surface de l'os prennent le caractère des bourgeons charnus de bonne nature, d'un travail efficace de cicatrisation ; ou bien toute la partie cariée s'élimine à la manière d'un séquestre, et la guérison a lieu par le même mode que dans les cas de nécrose. Il y aurait ici encore à s'occuper des arguments qui ont eu pour objet d'établir ou d'improuver l'analogie de nature entre la carie et la nécrose, mais en faisant cette étude, nous dépasserions certainement les bornes que nous devons nous imposer dans cet ouvrage. Nous nous contenterons de résumer ici les deux observations suivantes, que nous empruntons au remarquable ouvrage de M. Chassaignac (*loc. cit.*).

Obs. XXII. — Suppuration carieuse de l'avant-bras droit et du petit doigt de la main gauche. — Scrofule évidente.

Martin Michel, 24 ans, boulanger.

Ce malade, évidemment strumeux, a subi, il y a un an environ, l'amputation du petit doigt et du cinquième métacarpien. Mais le mal a continué sa marche tout près de l'endroit amputé, ainsi que dans le membre du côté opposé.

Le malade est soumis au drainage par adossement à l'emploi des modificateurs généraux, et sort guéri quatre mois après son entrée.

Obs. XXIII. — Carie du troisième métacarpien et de la première phalange du médius. (Tuberculose probable.)

Merle Jean, 28 ans, boulanger.

N'a jamais eu la syphilis. Tousse depuis quelque temps (hémoptysies, sueurs, altérations de la respiration). Il y a dix-huit mois, le malade vit apparaître, dans le lieu où existe aujourd'hui la fistule, une petite tumeur qui fut ouverte. Cette ouverture est restée fistuleuse. Il y a aujourd'hui trois trajets au voisinage du trajet primitif. Le stylet permet de constater l'altération du troisième métacarpien et de la première phalange du médius ; enfin les métacarpiens latéraux commencent à être attaqués.

M. Chassaignac, désirant avoir l'opinion de ses collègues, présenta le malade à la Société de chirurgie ; nous retenons surtout de la discussion qui eut lieu, l'opinion de M. Guersant. — Redoutant une lésion pulmonaire, alors même que l'auscultation n'en démontrerait pas l'existence, il s'en tiendrait au traitement général. Il a vu souvent les enfants porter pendant un an, deux ans, une affection semblable, compliquée de suppuration et de fistule. Les petits malades pouvaient perdre une des deux phalanges, et sous l'influence de la médication antiscrofuleuse, ils finissaient par guérir en conservant un doigt raccourci et difforme, mais toujours utile. Sur l'avis de ses collègues, M. Chassaignac se contenta d'employer un traitement général, et le malade obtint, après six mois de séjour à l'hôpital, une amélioration qui démontra la justesse des opinions émises par plusieurs des membres de la Société.

Dans la syphilis, les os des phalanges peuvent présenter les deux mêmes sortes d'altérations. Tantôt la lésion commencera entre le périoste et l'os, et on aura une *périostite* spécifique, tantôt ce sera la moelle qui sera attaquée, et on se trouvera en présence d'une ostéomyélite présentant avec le spina ventosa une grande ressemblance (*spina ventosa syphilitique*). Le gonflement des os et des orteils en ce cas est en effet très-considérable ; on a vu la circonférence d'un doigt offrir à sa première phalange un diamètre de 5 pouces (cas de Bergh). Comme la lésion principale a pour siége l'os phalangien et les tissus fibreux de l'articulation, et seulement dans les cas exceptionnels les tissus plus su-perficiels, il est fréquent de voir le gonflement se localiser et ne porter que sur la ou les phalanges attaquées. Une ou plusieurs phalanges, en effet, peuvent être atteintes. Dans le cas de Bergh, ce fut la première phalange seule qui fut le siége de la lésion ; mais voici un exemple qui montre bien qu'il n'en est pas toujours ainsi :

Obs. XXIV (1). (V. pl. IV, fig 2). Une jeune fille âgée de 14 ans, pré-sentant des antécédents de syphilis héréditaire incontestable, fut at-teinte d'onyxis ; six ans après, gonflement du poignet et de l'articula-tion du genou gauche. A 22 ans, le pied droit enfla, les mouvements devinrent difficiles, et peu à peu les orteils s'immobilisèrent en flexion. Il n'y avait pas de douleurs spontanées, mais les parties malades étaient sensibles à la pression. Bientôt des nodosités se dé-veloppèrent sur la crête du tibia et du front.

L'enflure du poignet droit s'étendit au bout de quelques semaines sur le dos de la main, envahissant la première et la deuxième pha-lange du pouce et les trois doigts voisins.

Après diverses alternatives, les doigts se guérissant partiellement, puis, devenant de nouveau le siége de gonflements, elle vit survenir, à 29 ans, une tuméfaction de la première phalange du pouce de la main droite ; en même temps la première phalange du premier et du deuxième doigt et la totalité du médius droit enflèrent. La marche, dans ce cas, fut plus aiguë et nécessita de larges incisions.

La malade, pendant les seize années qu'avait déjà duré le mal, n'avait suivi aucun traitement anti-syphilitique.

Au mois de janvier 1869, époque où commence l'observation, voici quel était l'état des mains. A droite la phalange de l'index

(1) Volkman, *Handbuch*, loc. cit.

Beauregard.   6

était considérablement raccourcie et notablement étranglée à sa base, où siégeait une profonde cicatrice. L'os avait été rompu dans sa continuité, et la malade était forcée, tant était grande la mobilité du doigt, de le soutenir à l'aide d'un gant. Les deux autres phalanges étaient normales.

Le médius était diminué de volume ; la deuxième phalange se trouvait en extension forcée, tandis que la première était légèrement fléchie. L'os, bien qu'il ne se fût point rompu, était cependant atrophié.

A la main gauche, on voyait une large cicatrice occupant la base du premier métacarpien. Cet os était atrophié, et on voyait à la base du pouce un étranglement considérable, résultat de cette atrophie. La première phalange du médius était tuméfiée ; on y voyait une ulcération s'étendant transversalement ; l'os était complètement divisé en deux parties. Les deux phalanges du pouce, la première phalange de l'index et la première phalange de l'orteil médian étaient enflées, mais il n'y avait pas d'ulcérations et les os n'étaient point fracturés.

Dans cette observation, il faut remarquer la lenteur avec laquelle marche la lésion à la première phalange du pouce droit, et, au contraire, la rapidité avec laquelle furent atteints les autres doigts.

Cette affection est le plus souvent remarquablement indolore; cependant, lorsqu'elle est très-aiguë, il y a parfois un peu de sensibilité à la pression. L'ongle ne présente jamais d'altérations, même quand c'est la première phalange qui est prise. Les tissus fibreux et les articulations sont tantôt respectés ; tantôt, au contraire, atteints par le mal.

Le résultat final est tantôt la *résorption* graduelle du produit morbide (gomme) avec atrophie consécutive du segment du doigt affecté ; tantôt la *perforation* de la coque osseuse renfermant ce produit, qui est évacué sous forme d'un liquide visqueux, jaunâtre, avec flocons caséeux. La suppuration ne se rencontre jamais. A la suite de l'atrophie considérable de la phalange, qui parfois disparaît tout entière, le doigt éprouve un raccourcissement et une déformation souvent considérable. L'observation suivante en est encore un exemple.

Obs. XXV (Mac Cready) (V. pl. IV, fig. 1). — Franc Webber, né en Allemagne, âgé de 43 ans, fut admis à Belleme Hospital pour une pleurésie avec épanchement, qui n'offrit rien de particulier et guérit rapidement. Mais ce malade présentait aux doigts de la main droite des déformations singulières.

L'index offrait un raccourcissement tel que son extrémité atteignait à peine l'articulation qui sépare la première phalange du médius de la seconde. L'os de la première phalange avait disparu en grande partie, et n'offrait plus que le quart ou le cinquième de sa grandeur normale. L'articulation métacarpo-phalangienne avait été détruite, et une partie de l'extrémité inférieure du métacarpien absorbée. Les parties molles étaient en excès et contribuaient par leurs plis à augmenter la déformation. L'articulation métacarpo-phalangienne était très-mobile, mais le malade ne pouvait lui imprimer de mouvements volontaires. La flexion et l'extension étaient très-limitées. L'os de la deuxième phalange de l'annulaire avait été réduit au quart environ de sa longueur; l'extrémité de ce doigt atteignait à peine la dernière articulation du médius. La lésion se bornait entièrement à l'os de la phalange, quoique l'articulation de la deuxième et de la troisième phalange fût un peu gonflée et que ses mouvements fussent limités (Voir pl. IV, fig. 1.).

Il n'y avait point trace de cicatrice aux environs des doigts atteints, et le malade prétendait que ces déformations étaient survenues pendant une attaque de rhumatisme.

Le père du malade, homme sain et robuste, est mort à 50 ans, après une maladie de quelques jours. La mère est morte à 46 ans, après trois mois de maladie. Six frères et une sœur sont vivants, et tous sont d'une bonne constitution. Un autre frère est mort à 22 ans, probablement de phthisie.

Le malade lui-même jouissait d'une santé excellente jusqu'à ces dernières années. Vers les vingt ans, il contracta un chancre ; il eut depuis une blennorrhagie. Jamais cependant il n'a vu survenir d'éruptions sur la peau : il n'a point eu de maux de gorge.

Vers 1862, dans une attaque nocturne dirigée contre un avant-poste de l'armée qui était devant Wicksburg, il reçut un violent coup de crosse en pleine figure. Les os du nez furent broyés, il eut une dent cassée. Deux ans après, une partie des os fracturés tomba, laissant

(1) Mac Cready, voir l'art. de Taylor, 1871, *loc. cit.*

un aplatissement de la courbe du nez, rappelant celui qu'on rencontre fréquemment dans le cours de la syphilis. Vers 1864, deux ans après, les genoux, les chevilles, l'index et l'annulaire do la main droite furent le siége de gonflements très-prononcés. Il y avait douleur et sensibilité surtout le long du tibia et dans les parties inférieures du cubitus et du radius. Les douleurs augmentèrent la nuit ; elles se dissipèrent sous l'influence de l'iodure de potassium, mais le gonflement des doigts persista. Ces douleurs ostéocopes reparurent de temps à autre pendant les deux années suivantes ; elles le font encore souffrir. L'emploi prolongé de l'iodure de potassium a fait diminuer un peu le gonflement.

Les maladies constitutionnelles, on le voit, ont une large part dans la production des dactylolyses ; les tissus superficiels, aussi bien que les tissus profonds peuvent être attaqués ; mais on remarquera que toujours ces accidents graves, ces déformations, ces fractures sont l'indice d'une profonde altération de l'organisme, et que jamais ils ne surviennent que dans les formes les plus malignes et les plus graves des affections dyscrasiques. Ces considérations feront comprendre toute l'importance des développements dans lesquels nous sommes entré.

Dactylolyses par troubles de nutrition relevant du système nerveux.

Les dactylolyses que nous allons étudier maintenant diffèrent essentiellement de celles dont nous avons fait l'histoire dans le précédent paragraphe. Multiples dans leurs formes, rares ou exotiques, elles se rattachent par des points de parenté nombreux à ces troubles trophiques dont l'étude est toute récente, et que la science doit surtout de connaître aux travaux remarquables de M. Charcot.

Notre intention, dans cette partie de notre travail, n'est pas de présenter au lecteur un aperçu, même rapide, des nombreuses maladies reconnues maintenant comme des dépendances de ces troubles trophiques; un tel travail sortirait du cadre de cet ouvrage. Présenter quelques observations de ces maladies qui offrent le plus souvent des dactylolyses, et après chaque groupe d'observations montrer qu'elles dépendent ou s'accompagnent le plus souvent de lésions nerveuses, tel sera notre but.

Nous présenterons donc au lecteur les quelques cas suivants qui se sont offerts à nous dans la clinique, ou que nous avons recuillis dans les journaux de médecine, et qui se rapportent d'une part à la sclérodermie et à l'éléphantiasis, d'autre part à l'asphyxie locale des extrémités et à la lèpre.

1° *Sclérodermie.* — Dans la sclérodermie, les tissus superficiels des doigts (peau, tissu cellulaire, tissus fibreux) peuvent seuls être atteints, comme le montre l'exemple suivant :

OBS. XXVI (recueillie par M. Mirault d'Angers; publiée par M. le professeur Verneuil) (V. pl. VI).

Marie Aubry, âgée de 38 ans, d'un tempérament sec, a toujours habité la campagne. Sa mère est morte, encore jeune, des suites d'une couche; son père, actuellement âgé de 76 ans, était vigoureux étant jeune ; il est aujourd'hui grand, maigre, pâle. Des huit frères et sœurs de la malade, un seul a succombé, probablement à la fièvre typhoïde ; un autre a souffert pendant trois mois de gonflements articulaires au genou et au coude, qui furent considérés comme de nature rhumatismale.

En 1846, M.. . passa toute l'année au lit pour un rhumatisme articulaire, si l'on s'en rapporte à ses souvenirs. Au reste, elle occupe dans la maison paternelle une chambre basse, mal close et humide.

Les menstrues ont paru à 22 ans (1846) ; régulières pendant un an, elles ont, dès le début de la singulière affection des mains, présenté des retards, peu prolongés toutefois, et sans interruption complète.

C'est vers 1847 que débute la curieuse affection qui va nous occuper.

(1) Mirault, *Affection singulière et non décrite encore des doigts et des mains. (Gaz. hebd.*, 1863, n°s 8 et 9.

L'annulaire de la main droite fut pris le premier. Les douleurs qui irradiaient au poignet, à l'avant-bras, même jusqu'à l'aisselle, siégeaient plus particulièrement dans les articulations dont les mouvements étaient difficiles et douloureux. Quelque temps après survint de la rougeur, puis du gonflement ; le doigt, quoique douloureux au toucher, n'offrait pas les signes d'une inflammation vive. Au bout d'un an il doubla de volume et changea de forme.

Ce ne fut qu'en 1850, trois ans après le commencement du mal. que M. Mirault, consulté, put constater les particularités suivantes :

Le doigt présente la forme d'un cône dont la phalange unguéale formerait le sommet. Cette dernière, en effet, n'a subi qu'une faible augmentation, tandis que le volume du doigt, qui a doublé dès la seconde phalange, présente des dimensions encore plus exagérées dans les deux tiers inférieurs de la première. Le gonflement cesse brusquement au niveau d'un *sillon* circulaire perpendiculaire à l'axe du doigt, *sillon* qui se confond du côté de la face palmaire avec le pli métacarpo-phalangien, et qui du côté de sa face dorsale, se trouve à un travers de doigt de l'interligne métacarpo-phalangien.

Le fond en est occupé par une ulcération linéaire d'assez mauvais aspect, ayant détruit toute l'épaisseur du derme et reposant par son fond sur les tendons fléchisseurs et lombricaux, qu'on voyait distinctement à nu. A l'apparition de ce sillon, les douleurs devinrent tellement brûlantes que les émollients, narcotiques, résolutifs, scarifications même, restant sans effet, M. Mirault dut avoir recours à l'amputation du doigt. La désarticulation fut pratiquée dans l'articulation métacarpo phalangienne par la méthode des deux lambeaux.

La réunion immédiate de ces deux lambeaux fut en vain tentée, les bords de la plaie s'ulcérèrent et la cicatrisation mit près de dix-huit mois à s'effectuer. Chose remarquable, les douleurs qui se faisaient sentir auparavant dans le doigt, continuèrent, moins fortes toutefois, dans la plaie, jusqu'à la cicatrisation.

En 1853, il fallut opérer à son tour le médius de la même main, qui avait été envahi six mois à peine après le début de la maladie. La plaie mit deux ans à se cicatriser : il y eut alors rémission apparente.

Mais en 1856, un an après la cicatrisation du médius de la main droite, le médius de la main gauche fut pris, toujours d'une manière identique. Les modificateurs généraux : tisanes dépuratives, iodure de potassium, préparations arsenicales, ne produisent pas plus d'effet que les remèdes locaux ; il fallut en revenir encore au bistouri, et le médius gauche fut désarticulé.

L'année suivante le mal attaqua l'annulaire gauche, mais avec

moins de gravité. Quatre scarifications profondes et étendues, prati-
quées parallèlement à l'axe, donnèrent des plaies difficiles à cicatriser, mais eurent cet excellent effet, de dispenser de l'amputation
et de faire disparaître la tuméfaction, au point qu'on put regarder
ce doigt comme relativement guéri. Il resta toutefois difforme, fléchi
et incapable de mouvement volontaire, les articulations étant ankylosées.

En 1859, l'affection retourna à la main droite et sévit sur l'indicateur, qu'il fallut amputer le 3 avril 1862. Durant l'opération, M. Mirault remarqua que le jet de sang fourni par les collatéraux était
plus petit qu'à l'état ordinaire ; l'externe seule dut être lié. Au
deuxième jour, la plaie était fermée, mais dès le 19 avril, la cicatrice
et les téguments qui recouvrent la tête du métacarpien étaient rouges
et tuméfiés ; la plaie s'était ouverte en avant, ses bords commen-
çaient à s'ulcérer ; les douleurs, disparues pendant 10 jours, re-
vinrent aussi vives. Après être restée stationnaire pendant quatre
mois, la plaie se cicatrisa presque entièrement pendant le mois de
septembre, et le 16 octobre, elle était presque entièrement fermée.

Outre l'affection des mains, M. Mirault observa successivement
chez M.... deux ulcères à la face antérieure des bras : l'un, à la partie
moyenne de ce membre, mesurait de 10 à 12 centimètres de diamètre,
l'autre avait envahi la moitié inférieure de l'avant-bras gauche et la
portion attenante de la main. Tous deux ont débuté par un soulève-
ment de l'épiderme, simulant une brûlure ou un large vésicatoire
volant, avec rougeur diffuse à toute la circonférence.

Sous l'épiderme se voyait une couche épaisse de matière concrète,
qui semblait fibro-albumineuse. Après la destruction de l'épiderme
restait une surface d'un rouge obscur, un peu violacée, puis une
ulcération à bords très-minces, irréguliers, non décollés, saignant
facilement, fournissant enfin une suppuration jaune et mal liée.
Accompagnées d'une inflammation périphérique et de douleurs com-
parables à celles des doigts, ces ulcérations mirent l'une et l'autre
3 ans à se cicatriser. La première de 1850 à 1853, la seconde, survenue en 1858, ne se ferma qu'en 1861. La cicatrice superficielle en
est inégale, chagrinée et même un peu bridée à droite ; lisse, luisante, peu solide au contraire à gauche. Dans aucun moment de leur
durée, ces plaies n'ont pris les caractères des ulcères scrofuleux, ni
de tout autre ulcère diathésique.

Rebelles à tous les remèdes, même à la cautérisation actuelle et
potentielle, elles ont guéri, en quelque sorte, spontanément, sous
une influence inconnue : la douleur qu'elles occasionnaient à l'infor-
tunée M.... était leur caractère dominant.

A diverses époques, les ganglions axillaires et épitrochléens, à

droite comme à gauche, ont été douloureux et engorgés. De même.
les douleurs de la main se sont parfois étendues à toute l'extrémité
thoracique.

En résumé, le 18 octobre 1862, il manquait à la malade
trois doigts à droite, un à gauche. Deux étaient sains, et
trois autres rétractés, douloureux, ankylosés en partie.

Ce fut à cette époque que M. Mirault transmit ces détails à M. le professeur Verneuil. Il lui envoyait en même
temps l'un des doigts amputés, afin qu'il en pût faire l'anatomie pathologique. En outre, il envoyait un moule de la
main droite, qui fut déposé à la Société de chirurgie ; c'est
d'après ce moule, dont nous devons la communication à
l'obligeance de M. Verneuil, que nous avons pu dessiner la
planche qu'on trouve à la fin de ce paragraphe.

Sur ces matériaux, M. Verneuil entreprit un travail fort
intéressant (1) et rempli d'érudition, où, démontrant qu'il
fallait rattacher au rhumatisme les ulcérations et peut-
être le sillon, il montrait en outre que l'induration qui
circonscrivait le sillon se rattachait à la sclérodermie.
Dans une note où la bibliographie de la sclérodermie
est rapidement et complètement indiquée, M. Verneuil indique comme pouvant faire le sujet d'une thèse intéressante
l'étude de cette maladie nouvelle. C'est assez dire que, bien
qu'il reconnût en général la nature rhumatismale de la singulière affection qu'il étudiait, le savant commentateur ne
s'était point trompé sur la signification de chacun des phénomènes observés.

Le travail indiqué par M. Verneuil, M. Horteloup l'entre-

(1) Affection irrégulière et non décrite encore des doigts et des
mains, par le Dr Mirault, Commentaires et discussions pour prouver
que cette affection se rattache au rhumatisme, par M. Verneuil. (Voir
Gaz. hebd., n°s 8 et 9, février 1863, p. 114.`

prit et consacra, dans sa thèse sur la sclérodermie, quelques pages à l'observation qu'on vient de lire.

Dans son travail sur l'ainhüm, le Dʳ Da Silva Lima, comme nous l'avons dit, en faisant l'étude de la *dactylolyse essentielle*, montra les rapprochements qui existent entre l'ainhüm et le cas de Mirault; il évita toutefois d'y voir une seule et même affection.

M. Mirault, en communiquant son observation, disait qu'à plusieurs reprises il avait considéré le cas comme se rattachant à l'éléphantiasis des Arabes. M. le Dʳ Després, dans son Traité des tumeurs (1), reprend cette hypothèse et la soutient des raisons suivantes : « En premier lieu, le mal a eu une évolution très-longue : deux doigts ont mis trois et cinq ans à arriver à un état qui a nécessité l'amputation ; lorsque le mal a eu une marche plus rapide, c'est quand un doigt voisin du doigt déjà malade a été pris. En second lieu, le dernier doigt atteint a été guéri par quatre incisions parallèles à l'axe du doigt et qu'on a fait suppurer. Or, il est de notoriété qu'en Egypte, d'après E. Godard (Egypte et Palestine ; éléphantiasis. Paris, 1867), *l'hommous*, c'est-à-dire un large cautère que l'on fait suppurer, est un moyen d'arrêter la marche de l'éléphantiasis. C'est encore la limite nette du mal, comme cela se voit chez les malades représentés par Alard (Des maladies des vaisseaux absorbants. Paris, 1824) et E. Godard. Sont-ce là des engelures suivies d'hypertrophie du derme, puis d'éléphantiasis ? On ne sait, et le plus sage est de rester dans le doute. » (2)

Nous verrons plus loin, d'ailleurs, que M. Després n'est point seul à se poser ces questions. Certains auteurs ne sont point éloignés de faire de la sclérodermie une variété d'éléphantiasis , une première phase d'une maladie déjà

(1) Traité du diagnostic des maladies chirurgicales, par Després, p. 41 et suiv., 1868.

(2) Voir la thèse d'Aly Bey sur l'Eléphantiasis des arabes: Paris, 1869.

connue dès longtemps, et non point une affection nouvelle.

Enfin cette observation intéressante a encore été mentionnée avec quelques détails dans la thèse du Dr Coliez (1). Cet auteur, ne se contentant point des renseignements déjà donnés, pensa qu'il serait possible d'avoir une suite de l'observation. Il écrivit à M. Mirault qui, « avec une obligeance dont je le remercie, » dit l'auteur, s'est empressé de me donner les détails suivants :

Au 21 novembre, 1872, après avoir perdu de vue la malade, il a pu savoir qu'elle se trouve dans l'état suivant :

Main droite. — Les cicatrices de l'index, du médius et de l'annulaire sont belles et régulières. Le volume du petit doigt, qui présentait autrefois, mais à un plus faible degré, les mêmes lésions (indurations, chaleur, douleur, mais pas de rainures à la racine), est normal, mais le doigt est crochu. Les articulations des phalanges sont à peu près immobiles. Les douleurs persistent, mais faibles comparativement. Elles s'étendent le long de l'avant-bras jusqu'au coude et montent aussi quelquefois dans l'épaule.

Main gauche. — Cette main n'a eu d'amputé que le médius, dont la cicatrice s'est toujours bien maintenue. L'annulaire a été atteint de sclérème à un degré assez fort, mais notablement moindre que ceux qui sont amputés. Il n'en a point non plus l'extrême difformité. Plus gros que dans l'état ordinaire, il n'a pas augmenté de plus d'un quart de son volume, mais présente, à sa base, une large et profonde rainure circulaire, dans laquelle la peau adhère à la gaîne des tendons. L'enveloppe cutanée est lisse, son tissu cellulaire induré. Les articulations des phalanges sont pour ainsi dire ankylosées, fortement fléchies l'une sur l'autre. A ce doigt siégent aussi des douleurs qui se réveillent de temps en temps et troublent le sommeil. Il ne peut nullement servir aux usages de la main. Le pouce du même côté s'est ressenti, mais faiblement, de la maladie en question. La seconde phalange est fléchie sur la première, mais on peut lui imprimer des mouvements étendus qu'elle ne pourrait exécuter elle-même.

Les douleurs des deux mains, augmentant aussitôt qu'elles sont découvertes, forcent la malade à garder un bandage. L'état général n'est pas précisément mauvais, mais la malade est frêle, maigre et débile.

(1) Coliez, Du sclérème des adultes, th. de Paris, 1873.

Tel était l'état de la malade il y a trois ans, tel encore il est aujourd'hui, car M. Delens, agrégé de l'Ecole de médecine, ayant eu l'extrême obligeance, à notre demande, d'écrire à M. Mirault, son ancien maître, en a reçu cette réponse : que la malade était toujours dans le même état, et que les douleurs n'avaient point complètement cessé.

Mais si, comme on vient de le voir, les tissus superficiels peuvent être quelquefois attaqués et détruits dans la sclérodermie, bien plus fréquemment voit-on les os et les articulations phalangiennes être atteintes. Cette circonstance s'est rencontrée même assez souvent pour que notre excellent maître, M. Ball, ait admis pour ces cas la dénomination de *scléro-dactylie*.

Le fait que nous avons étudié à l'Hôtel-Dieu, dans les salles de M. le professeur Béhier, a été publié par M. Ball (1) qui dirigeait alors le service.

Obs. XXVII. — La nommée Hirsch, âgée de 47 ans, est entrée à l'Hôtel-Dieu, salle Saint-Antoine, lit n° 30, le 17 mars 1871.

En 1853, *elle aurait eu les doigts gelés* et à partir de cette époque, elle a été plus sensible que jamais à l'action du froid.

En 1860-61, l'extrémité du doigt annulaire de la main droite est devenue le siége d'une plaque jaunâtre, dure et insensible : il se formait une exsudation épidermique sans cesse répétée sur ce point ; cette plaque est entrée en résolution au printemps de l'année suivante ; mais vers le mois de mai (1861), le doigt médius du même côté, a été pris des mêmes accidents avec plus d'intensité. Des douleurs vives se sont montrées sur les points envahis. Au bout de trois mois, le doigt est revenu à son état normal. L'hiver suivant, les deux doigts se guérissaient ; mais au retour de la saison froide, les mêmes accidents reparaissaient, et tous les doigts ont fini par être envahis Il y a quatre ou cinq ans, des phénomènes analogues se sont montrés du côté des membres inférieurs. L'orteil du pied gauche a été frappé le premier. Elle entra alors à l'hôpital Saint-Eloi, à Montpellier. Les renseignements nous manquent sur le traitement suivi.

(1) M. Ball a soumis le cas à la Société médicale des hôpitaux, le 11 août 1871 et à la Société de biologie le 13 décembre 1873 (Voir *Gazette médicale*, 1872. p. 194, et *Union médicale*, 1872, n° 9 et *Comptes-rendus de la Société de biologie*, 1873, p. 367.

L'hiver revint et avec lui les mêmes accidents à la main gauche, mais cette fois les déformations commencèrent à être permanentes.

Au mois de mai 1870, la malade entre à l'hôpital israélite, et y est soignée pour un rhumatisme articulaire.

Au mois de septembre, on la reçoit à Saint-Louis, dans le service de M. Guibout.

Vers octobre, elle entre dans le service de M. Lallier, y reste trois mois ; le traitement par les bains sulfureux avait déterminé une certaine amélioration.

Au moment de son entrée à l'Hôtel-Dieu, dans le service de M. Béhier, pour des accidents thoraciques, on avait diagnostiqué des tubercules pulmonaires.

Etat des extrémités supérieures. — La maladie siége exclusivement aux phalanges. La troisième est la plus compromise, la deuxième est à peine touchée. Les extrémités des doigts sont blanches et froides, leur teinte a été jaunâtre, au dire de la malade. Aujourd'hui l'extrémité terminale des doigts ressemble à de la cire blanche, tandis qu'à la partie située immédiatement au-dessous, et qui correspond à la phalange de chaque doigt, la teinte est jaunâtre et ressemble à de la cire vieille. Le bout du doigt est crochu, renversé dans le sens de la flexion ; cette disposition est plus prononcée à l'index et à l'annulaire de chaque main qu'aux autres doigts.

L'extrémité terminale du médius, surtout du côté gauche, est comme atrophiée, et le doigt se termine en pointe conique. Les doigts ont subi, du reste, une atrophie qui porte sur chacun d'entre eux, tant dans le sens de la longueur, que dans celui de l'épaisseur; mais cette atrophie est plus prononcée aux extrémités, ce qui leur donne une apparence effilée, et le médius de chaque main est beaucoup plus atrophié que les autres. Les ongles sont déformés.

Sur plusieurs points, on rencontre les traces de diverses ulcérations qui se développent de temps en temps, lorsqu'un des doigts rentre dans une période de souffrance : le doigt alors rougit, se tuméfie et s'ulcère sur quelques points : à ce moment, on croirait avoir affaire à un *panaris* ; puis, au bout de quelques jours, les phénomènes aigus se calment, et la maladie reprend sa marche chronique.

Pendant les crises aiguës, la malade éprouve de très-vives douleurs, qu'elle compare aux douleurs d'une brûlure, avec élancements. Quand les phénomènes sont rentrés dans la période chronique, la malade éprouve une sensation de malaise et de gêne, avec des fourmillements pénibles, mais sans douleur aiguë.

Aux extrémités inférieures, les accidents sont infiniment moins prononcés. Il y a six ou sept ans, quelques ulcérations se sont manifestées au pied gauche. Il y a deux ans, une ulcération plus considérable s'est développée au gros orteil du pied droit. Cet organe est resté un peu rouge et douloureux. Jamais les orteils ne sont devenus jaunes et durs, comme les doigts des mains.

17 mai. — Crise aiguë aux troisième, quatrième et cinquième doigts de la main droite. L'annulaire est surtout pris ; rougeur, tuméfaction, douleur avec une petite ulcération, siégeant au bord interne de la main, au niveau de la face dorsale de la dernière articulation phalangienne. La douleur a surtout le caractère de la brûlure ; elle est accompagnée d'une démangeaison douloureuse. Pas de fièvre, ni de phénomènes de réaction.

Le 29 mai. Le gros orteil du pied droit présente, au niveau du bord externe de la dernière articulation phalangienne, une petite ulcération entourée d'un cercle violacé.

Cette observation souleva une intéressante discussion et amena quelque temps après M. le Dr A. Dufour à publier le récit détaillé d'une malade pour laquelle il avait déjà demandé l'avis de M. Charcot. Voici quelques autres faits qui se rattachent à notre sujet et caractérisent bien la *scléro-dactylie.*

Obs. XXIX. — Femme de 30 ans, bonne santé habituelle. Le mal commença par les orteils, en 1837. Les *phalanges* sont diminuées de longueur, surtout la dernière, qui est réduite aux dimensions d'une lentille. Elles sont légèrement mobiles, mais les doigts sont fléchis.

Obs. XXX. — Cas de sclérodermie avec atrophie de certains os et arthropathies simples multiples. par M. Hallopeau.

La nommée Virginie F... a quelques antécédents strumeux et rhumatismaux. 36 ans.

Elle fait remonter à dix ans les premiers symptômes de la maladie actuelle; elle a ressenti d'abord des douleurs dans les mains ; elles siégeaient surtout au niveau des jointures, sans y être exclusivement localisées. Elles étaient plus fortes la nuit, et les mouvements les exaspéraient.

Souvent les mains se refroidissaient brusquement et prenaient une teinte violacée; la malade y éprouvait des douleurs plus vives, en même temps qu'une sensation pénible d'onglée, de fourmillement d'engourdissement; plus tard, les douleurs se localisèrent plus cialement des deux côtés, dans les deux premiers doigts.

(1) Hallopeau. Sclérodermie avec atrophie de certains os et artropathies multiples, présenté à la Société de biologie le 7 déc. 1872. *Mémoires de la Société de biologie,* 5° série, t. IV, p. 85 et *Gazette médicale,* 1er mai 1873.

Des taches rouges apparurent à plusieurs reprises sur les mains ; certaines d'entre elles se recouvraient de croûtes minces ; quand elles disparaissaient, il restait à leur place une tache blanchâtre, au niveau de laquelle la peau semblait comme rétractée.

Plusieurs fois la malade s'était aperçue comme par hasard que l'un de ses doigts avait considérablement diminué de volume.

Aujourd'hui c'est surtout aux mains que les lésions de la sclérodermie sont accusées.

Du côté gauche, la deuxième phalange du pouce est complètement atrophiée.

L'index diminue brusquement de volume au niveau de la deuxième phalange ; il semble formé de deux tiges, dont l'une rentrerait dans l'autre. La troisième phalange, considérablement diminuée de volume, est soudée à la deuxième ; l'articulation des deux premières offre, au contraire, une laxité anormale, car on peut lui imprimer aisément des mouvements étendus de latéralité.

Les premières articulations phalangiennes du médius et de l'annulaire sont ankylosées en flexion ; la phalangette du médius est atrophiée ; l'extrémité inférieure de la phalange fait saillie sous la peau.

Le cinquième doigt semble divisé en trois parties par deux sillons dirigés en spirale ; son squelette est réduit à un fragment osseux qui est libre au milieu des parties molles et semble, d'après sa situation, représenter la deuxième phalange atrophiée. La retraction des téguments s'est faite de telle sorte que le doigt peut être allongé et revenir sur lui-même comme un ressort à boudin.

A la main droite, il y a une ankylose incomplète de toutes les articulations métacarpo-phalangiennes et *complète* de toutes les articulations phalangiennes.

Les deuxième, troisième phalanges sont toutes fléchies à angle droit.

L'articulation carpo-métacarpienne du pouce est seule restée libre.

Toutes les phalanges des orteils sont soudées entre elles.

Dans la *Gazette médicale* (12 avril 1873), nous trouvons un cas rapporté par M. le Dr R. Lépine. Il s'agit d'une femme atteinte de mélanodermie étendue à presque toute la surface du corps ; de mélanodermie bornée aux doigts avec atrophie des phalangettes, et d'atrophie de la moitié droite de la face. Ces altérations sont complexes ; M. Lépine rattache ces troubles multiples à une affection du système nerveux, et conclut à l'insuffisance de la désignation de sclérodermie appliquée à de semblables cas.

M. Liouville, dans la séance du 13 décembre 1873, présenta à la Société de biologie, au nom de M. Ball et au sien, un nouveau fait se rapportant à une malade observée, en octobre 1873, dans le service de M. Béhier, à l'Hôtel-Dieu. Cette femme offrait des signes de sclérodermie, elle avait perdu une *partie d'un doigt* de la main gauche, la droite était aussi fort malade, les articulations étaient atteintes d'artropathie. Ce qu'il y a d'intéressant dans ce cas, c'est que la malade a perdu une partie d'un doigt de la main gauche, et qu'elle est, au moment où l'observation a été prise, sur le point d'en perdre un autre, peut-être, à la main droite. C'est jusqu'ici le seul fait connu de sclérodermie amenant spontanément la *destruction* d'une ou plusieurs phalanges, de même que le cas de M. Mirault est le seul d'ulcérations profondes et destructives. Dans la sclérodermie ordinairement, les ulcérations ne sont que superficielle; elles ne gagnent pas en profondeur, de même aussi il y a seulement des atrophies osseuses simulant des pertes de phalanges, mais cela se fait par une sorte de résorption osseuse et sans qu'il y ait d'élimination d'os ou de poussière osseuse.

« Peut-être, dit le Dr Lagrange (1), pourrait-on plutôt faire rentrer ce fait dans la lèpre, dans la gangrène des extrémités, affections bien distinctes de la sclérodermie et dans lesquelles semblables lésions ne sont pas rares ».

M. Liouville, en citant un autre fait du même genre, émet l'opinion que les lésions signalées dans ces deux cas indiquent l'existence de *troubles trophiques* multiples et disséminés de la periphérie du corps, et il propose la déno-

(1) Thèse de Paris 1874. Des lésions osseuses de la sclérodermie.

mination de troubles trophiques de la périphérie du corps, multiples et disséminés.

Se rattachant absolument à notre sujet, les nerfs trophiques semblent ici jouer en effet un grand rôle, et, bien que la question ne soit pas complètement élucidée, nous allons tâcher de montrer que le sclérème présente des degrés de parité et même des points de contact avec les troubles trophiques si clairement décrits par M. Charcot.

« Les influences nerveuses qu'on avait si souvent invoquées autrefois dans toutes les questions médicales sans se les expliquer, apparaissent maintenant plus détaillées, plus multiples, plus puissantes qu'on aurait jamais pu les concevoir autrefois et dominent toute la pathologie. Les troubles trophiques en particulier ont donné la clef de bien des lésions qu'on ne pouvait expliquer autrefois, et ouvert de nouveaux horizons à la médecine, en dissipant une partie des obscurités inhérentes à la pathogénie des affections nerveuses » (Dr Coliez).

Waller, Schiff, Meissner, Billroth, Romberg (1), Samuel (2), Jaccoud, Remak, Bærensprung (3), Mougeot (4), Henoch, Proust (5), Couyba (6), Brown-Séquard (7), et surtout

(1) Romberg. *Klinische Wahrnehmungen und Beobachtungen gesammelt von Henoch* ; Berlin, 1851.

(2) *Die Trophischen Nerven*, Leipzig, analyse in *Journal de Physiologie*, de Brown-Séquard. 1860.

(3) *Annalen des Charité*, Krankenhauses, Berlin, 1860.

4) J. B. A. Mougeot. Thèse de Paris, 1867. Recherches sur quelques troubles de nutrition consécutifs aux affections des nerfs, analyse in *Journal d'anatomie et de physiologie* de Robin, 1851.

(5) *Archives de médecine*, 1869.

(6) Thèse de Paris, 1871, Troubles trophiques consécutifs aux lésions de la moelle épinière.

(7) Influence du système nerveux sur la nutrition (*Journal de physiologie*, 1859, p. 112) et Leçons sur les nerfs vaso-moteurs (2° leçon, 1872).

Charcot (1), démontrèrent clairement l'existence de lésions singulières; mais la difficulté matérielle de démontrer expérimentalement qu'il y a des nerfs trophiques les firent rejeter pendant longtemps par des observateurs distingués : Arnemann, Muller, Arnold, Bérard, Longet, Claude Bernard, Philippeaux, Vulpian, Robin, etc. L'évidence finit par triompher des résistences; car, « si les nerfs trophiques n'existaient pas, dit Duchenne (de Boulogne) (2), il faudrait les inventer.

Ces nerfs agissent directement en modifiant la quantité et la qualité de la nutrition, à laquelle l'arrivée du sang dans les tissus est essentiellement subordonnée. Ils régularisent et perfectionnent la nutrition, propriété fondamentale inhérente à tous les éléments organiques, mais qui perd un peu de son autonomie dans les organismes inférieurs, et à laquelle concourent aussi les vaisseaux leurs vaso-moteurs.

Les troubles consécutifs dus, non à la suspension ou à la suppression d'action, mais aux lésions irritatives et inflammatoires de ces nerfs et de leurs centres encore inconnus, mais situés probablement dans la substance grise centrale de la moelle, ces troubles, dis-je, ne peuvent s'interpréter par la théorie vaso-motrice : soit simple, car on ne retrouve pas l'élévation de température, comme dans l'hyperémie suite de paralysie vasculaire, et l'ischémie est bientôt suivie d'hyperémie ; soit aidée des nerfs dilatateurs de MM. Schiff et Cl. Bernard, car les fibres musculaires artérielles sont circulaires et ne peuvent dilater les vaisseaux.

(1) Influence du système nerveux sur la production de certaines affections cutanées, même journal et leçons faites à la Salpètrière, recueillies par M. Bourneville, in *Mouvement médical*, 1871.

(2) Duchenne (de Boulogne), De la paralysie musculaire pseudohypertrophique ou myosclérosique, *Arch. gén. de méd.*, 1868, Paris.

Beauregard.   7

M. Hallopeau pense que ces troubles vaso-moteurs et trophiques sont peut-être sous la dépendance d'altérations du système ganglionnaire, et que les nerfs trophiques se confondent avec les vaso-moteurs et le grand sympathique.

« Nous croyons, pour notre part, dit le Dr Lagrange (1), aux troubles trophiques dénoncés de nutrition ; ils sont indéniables, et tous les jours nous en voyons surgir des exemples nouveaux. A la séance du 21 novembre 1873 (2), M. Charcot, et après lui M. Chouppe, attirèrent l'attention sur les fractures et les luxations spontanées chez les ataxiques. M. Heydenreich, interne de M. Richet, à la séance du 20 mars 1874, put citer un fait de ce genre, et on a, dans ces cas, par des autopsies antérieures, des raisons sérieuses de croire à une altération des cornes antérieures de la moelle. C'est chose jugée maintenant, que les troubles trophiques, que les altérations de nutrition résultent, soit de lésions de la moelle épinière, soit de lésions nerveuses. »

Etant admise l'existence de ces troubles trophiques, nous voyons qu'ils déterminent parfois des atrophies osseuses considérables. « Ces troubles du changement moléculaire qui constituent le phénomène intime de la nutrition s'adressent à tous les tissus « viscères, muscles, os » (Coliez). Telle cette atrophie qui a été décrite dans une affection qui offre plus d'un rapport avec la sclérodermie, nous voulons parler de la trophonévrose (de Romberg), ou aplasie lumineuse de Lande. Nous pouvons donc penser que les altérations osseuses de la sclérodermie reconnaissent pour cause une lésion trophique ; quant à la fréquence de ces altérations, « nous pensons, dit encore le Dr Lagrange, qu'elles doivent exister à un degré quelconque dans presque toutes les sclérodermies avancées, et que, si elles n'ont pas été signalées

(1) *Loc. cit.*
(2) Société anatomique.

jusqu'à présent d'une manière plus générale, c'est que l'attention n'a pas été encore assez attirée sur ce point.

Une preuve assez convaincante de l'influence de ces nerfs vaso-moteurs est la ressemblance qu'offrent avec la sclérodermie ces troubles trophiques consécutifs à des affections traumatiques ou fonctionnelles des nerfs. Dans l'un et l'autre cas, la déformation des ongles et des dernières phalanges quelquefois est considérable. Là encore il y aura pour la dactylolyse des développements intéressants que nous ne pouvons entreprendre ici.

Pour ce qui est des lésions plus superficielles et des altérations de la peau qui, dans certains cas, amèneront des sillons et étranglements des doigts, nous nous contenterons de montrer qu'il est possible encore d'invoquer ici l'influence des troubles trophiques.

M. Lancereaux, dans une note lue à la Société médicale des hôpitaux (1) sur un cas de *dermite exfoliatrice des extrémités, chez une femme atteinte d'une affection des centres nerveux avec radiations douloureuses dans les parties malades*, rappelle qu'il est aujourd'hui reconnu que les altérations des centres nerveux peuvent être le point de départ de lésions, généralement irritatives ou phlegmasiques, dans les parties dont la nutrition est sous la dépendance des centres nerveux. M. Lancereaux croit que, dans le cas qu'il rapporte, il existe une relation manifeste entre les lésions de la peau des membres et l'affection du système nerveux ; l'apparition de ces lésions peu après le début des douleurs, leur plus grande intensité coïncidant avec l'exagération de ces douleurs, enfin l'impossibilité de rattacher ces lésions à un type morbide défini, telles sont les raisons sur lesquelles s'appuie M. Lancereaux pour justifier cette opinion.

(2) Voir Tropho-névrose, *Gazette médicale*, 1874, p. 255.

En terminant, M. Lancereaux appelle l'attention sur l'altération du système lymphatique qu'a offert la malade, et sur la grande ressemblance de la lésion qu'elle a présentée avec celle qui a été notée dans certains cas de sclérodermie et d'éléphantiasis.

2° *Elephantiasis.*— Par ce que nous venons de dire, on a pu remarquer que, jusqu'à un certain point, nous serions tenté de rapprocher l'éléphantiasis de la sclérodermie. Il est si difficile d'ailleurs, dans certains cas, de se prononcer entre ces deux maladies dont l'anatomie pathologique n'a point élucidé tous les mystères! N'avons-nous point vu combien le cas de M. Mirault a soulevé de controverses ? Sclérodermie pour les uns, presque de la lèpre pour les autres (le D[r] Da Silva Lima rapprochant ce fait de l'ainhüm que Collas considère comme une variété de *lèpre dactylienne*); éléphantiasis des Arabes pour MM. Mirault et Després.

L'asphyxie locale des extrémités n'est pas plus facile à distinguer, dans certains cas, de la sclérodermie. Rappelons que, dans la discussion intéressante soulevée à la Société médicale des hôpitaux, lorsque le Dr Ball présenta le premier cas de sclérodermie avec atrophies osseuses, plusieurs des membres distingués de la Société avaient émis l'opinion que ce fait se rapportait à l'asphyxie locale.

Aussi comprendra-t-on que nous ayons, en parlant de la sclérodermie, donné quelques développements au sujet de la nature de cette affection. Des considérations semblables nous amèneraient à reconnaître que souvent on peut, sinon prouver expérimentalement, du moins induire avec quelque raison l'influence de troubles trophiques dans le développement de certains cas de ces maladies singulières et peu connues encore au point de vue purement scientifique.

Mais, si nous voulions entrer dans les détails que comporterait ce sujet, nous aurions encore de longues pages à écrire ; le lecteur comprendra que notre but est moins éloigné, et il nous permettra de terminer cette étude séméiologique par les quelques réflexions et observations suivantes :

Dans l'éléphantiasis des Arabes, pachydermie, spargosis, etc., les doigts sont fréquemment atteints. Tantôt ce sont de simples crevasses, des fissures, comme dans la *frieira* dont nous avons déjà parlé. Tantôt le mal est plus profond ; il détermine l'atrophie et plus souvent l'amputation des doigts. Le Dr Tilbury Fox semble considérer l'ainhüm dont nous avons donné, au début de ce travail, la description, comme une localisation dactylienne de l'éléphantiasis, car dans la 3° édition de son traité *on Skin Diseases* (p. 363), il étudie cette affection immédiatement après avoir parlé de l'éléphantiasis.

3° *Asphyxie locale des extrémités.* — Dans l'asphyxie locale des extrémités, la formation de sillons cicatriciels et la production de gangrènes avec élimination de phalanges sont fréquemment vues (1). « L'asphyxie locale n'est pas seulement une affection incommode et douloureuse, car elle peut à un moment donné déterminer la gangrène et la chute des extrémités. Je possède une collection de bouts de doigts ainsi détachés de la main » (Dr M. Raynaud) (1).

L'observation XV, de la thèse du Dr M. Raynaud (2) est fort remarquable, en ce qu'elle montre bien l'existence de sillons allant jusqu'à l'amputation des doigts.

O_{BS}. XXXI. — Asphyxie locale du pied, des mains, du nez ; gangrène sèche des quatre extrémités, allant jusqu'à la chute de plusieurs

(1) M. Raynaud, *Arch. gén. de méd.*, 1874.
(2) De l'asphyxie locale et de la gangrène symétrique des extrémités, Maurice Raynaud, thèse Paris, 1862.

portions de phalanges unguéales, le tout survenu après un accouchement récent.

Mme X..., 27 ans, brune, fortement constituée, jouit habituellement d'une santé excellente, est accouchée le 28 novembre passé.

Le 12 mars suivant, les mains sont dans l'état suivant.

Main droite. — Desquamation du pouce et de l'index. Sur le médius, une bande longitudinale noire; ce doigt est comprimé, ainsi que l'annulaire; à l'auriculaire, l'ongle est tout noir. Toutes les extrémités ressemblent à du parchemin.

Main gauche. — Il y a des taches noires à tous les doigts. Ils sont raccourcis comme serrés avec une ficelle.

Pied droit. — Petit orteil entièrement net. Moitié interne du quatrième noirâtre; la pulpe des deux suivants sèche et noire comme du charbon ; au pouce marbrures foncées.

Pied gauche. — Les trois orteils du milieu sont comme carbonisés. Le gros orteil est noir dans sa moitié externe et présente quelques phlyctènes. Rien au cinquième. Les pieds sont comme œdématiés.

De nombreuses observations semblables se trouvent dans la thèse de Zambaco (1) ; dans celle de Maurice Raynaud ; dans le fait cité par le Dr Marroin (2), dans le travail (3), qu'a publié récemment le savant auteur de l'asphyxie locale ; enfin dans la thèse de Brehier (4).

Nous n'appuierons point davantage sur ce sujet.

4° *Lèpre.* — Dans la lèpre, deux formes ont été généralement reconnues : la forme tuberculeuse et la forme anesthétique, ces deux formes n'étant, d'après le Dr Lamblin (5) que deux phases différentes de la même maladie. Dans ces deux formes, les doigts sont profondément attaqués, à tel point que le Dr Collas a cru pouvoir faire de ces localisations dac-

(1) Zambaco, De la gangrène spontanée produite par perturbation nerveuse, th. de Paris, 1857.

(2) Asphyxie locale des extrémités (*Archives de médecine navale*, 1870, t. XIII, p. 341).

(3) *Archives générales de médecine*, 1874, p. 5 et 189.

(4) Brehier, Asphyxie locale, th. de Paris, 1875.

(5) P. Lamblin, De la lèpre tuberculeuse ou éléphantiasis des Grecs, th. de Paris, 1871, n° 56.

tyliennes, une lèpre particulière, à laquelle il donne le nom de *lèpre dactylienne*.

Dans la première forme, forme tuberculeuse, voici comment arrivent les lésions des doigts.

L'ulcération lépreuse a une action destructive, et à un point très-élevé. Ses ravages se portent plus particulièrement sur le système locomoteur. L'ulcération gagne rapidement les articulations, surtout celles des mains et des pieds ; les phalanges vont jusqu'à se détacher par suite de la destruction des ligaments et cartilages, sans que l'os soit attaqué, mais souvent aussi la carie atteint l'os, et de là, gagne les surfaces articulaires. Les effets du mal varient sur un même membre. Tantôt, toutes les phalanges se détachent, tantôt, l'ankylose arrête pour quelques-unes le travail destructeur, soit temporairement, soit même définitivement.

Nous allons voir en étudiant la forme aphymatode ou anesthétique, que le mal peut aller encore plus loin ; il a même reçu, dans un cas, le nom de lèpre amputante.

Cette forme, en effet, est toujours fatale, mais heureusement, elle a peu de retentissement sur l'organisme.

La destruction y peut avoir lieu de bonne heure par le progrès de l'ulcération qui succède aux bulles et aux pustules, elle peut avoir lieu encore aux pieds, par suite de l'ulcération des crevasses et fissures ; mais souvent ces éliminations viennent d'un autre mécanisme.

Sur les doigts, à la paume des mains, au talon, à la plante des pieds, aux orteils, apparaissent des taches bleuâtres en des points où l'épiderme s'est généralement épaissi ; l'épiderme, se soulevant alors, forme une ampoule ou même plusieurs vésicules à fluctuation manifeste.

L'ampoule s'ouvre d'elle-même et il en sort un liquide ichoreux et rougeâtre : au fond, on voit, s'étendant sous la peau décollée, un ulcère qui gagne en profondeur aux dépens du tissu cellulaire, des muscles, etc.

Le plus souvent, les phalanges, les métatarsiens sont attaqués un à un, mais des symptômes spéciaux ne peuvent permettre de confondre ces ulcères avec le *mal perforant*. A la main, la marche est analogue.

Ces ulcères n'ont aucune tendance à se cicatriser, tant qu'il n'y a pas eu élimination.

L'état général reste satisfaisant tant que la suppuration est active ; si elle vient à diminuer ou à se tarir, et l'ulcère à se rétrécir, le malade éprouve les symptômes généraux très-intenses : maux de tête, fièvre, soif brûlante, oppression cardiaque et vomissements, élancements dans l'ulcère et dans l'intérieur du membre, avec adénites multiples très-douloureuses.

Et ces symptômes s'aggravent si l'ulcère guérit avant l'élimination des parties et l'établissement complet de l'anesthésie. L'assoupissement, succédant aux frissons et à la fièvre, le malade, en ce cas, succombe rapidement.

La marche de l'ulcère, quoique uniforme, est parfois très-lente et dure des années. Une phalange tombe d'abord, la suivante se rétracte sur celle qui la précède ou sur la tête du métacarpien ou du métatarsien correspondant : il finit par ne rester qu'un moignon, un bourrelet du milieu duquel on aperçoit des traces de l'ongle altéré, déformé, ne présentant parfois qu'un petit noyau.

Le même ulcère peut même s'attaquer successivement aux métarcapiens et au carpe ou aux métatarsiens et au tarse, et par des désarticulations successives détruire entièrement le pied ou la main.

Nous citerons rapidement, à titre de preuve, les exemples suivants :

Obs. XXXII. — Catherine, entrée encore en bas âge à la léproserie en 1833, présentait, à cette époque, un érysipèle chronique et à répétition, aux deux jambes. En plusieurs années, intumescence énorme des deux membres, plus tard, éruption bulleuse. Gonflement des doigts ; contracture des phalanges, dont quelques-unes s'éliminent assez promptement. Cette femme, dont l'état est stationnaire depuis plus de vingt ans, a des enfants très-bien constitués et exempts de toute diathèse fâcheuse. (Observée en 1860 et 1862.)

Obs. XXXIII. Alfred, entré à la léproserie en 1857, malade depuis 1846 Éruption pustuleuse dès le début ; ulcération. Contracture de la plus grande partie des phalanges, qui s'éliminent peu à peu ; ulcérations aux orteils. Le malade a eu une tante morte à la Désirode en 1857, et présentant la même affection.

Obs. XXXIV. Medéric, nègre, âgé de 50 ans environ, admis à la léproserie en 1826, malade depuis quatre ans lors de son entrée. Pas de tubercules ; forme ulcéreuse ; perte successive de tous les orteils et de toutes les phalanges des mains. Pas de plaies, et état stationnaire depuis quinze ans. (Observé en 1860 et 1862.)

Quant à l'anatomie pathologique de la lèpre, elle jette peu de lumière sur la question de *nature* du mal, toutefois nous rapporterons rapidement ce qui en a été dit.

Les observations des Drs V. Carter (1), Danielssen et Böeck (2), sur la lèpre anesthésique, sont à peu près les seules sources auxquelles on puisse demander quelques notions sur l'anatomie pathologique générale de cette variété de la maladie. Voici comment on peut les résumer brièvement : Ces auteurs ont trouvé le cerveau, la moelle épinière et les racines des nerfs dans un état parfait de conservation. Le Dr Fabre, qui a étudié l'affection au Brésil, dit avoir trouvé le cerveau atrophié. Il y avait épanchement de sérosité dans les ventricules ; les glandules de Pacchioni étaient nombreuses, et parfois il y avait des collections de pus dans les membranes. L'opinion des Drs Danielssen et Böeck (2) diffère

(1) Transactions of the medical Society de Bombay, n° 8.

(2) Danielssen et Böeck, Traité de la Spedalsked ou Elephantiasis des Grecs, traduit du norwégien par L. A. Colson (de Nogaret). Paris, 1848, in-8 avec atlas de 24 planches. J.-B. Baillière.

de celle du Dr Carter, en ce qu'ils auraient trouvé la moelle épinière et ses enveloppes altérées ; ces dernières renfermaient un épanchement albumineux, et on aurait trouvé une couche de liquide entre l'arachnoïde et la pie-mère.

La moelle épinière était indurée, la substance grise décolorée, jaunâtre et dépourvue de vaisseaux, les gaînes des nerfs et leurs divers ganglions étaient également altérés. D'après ces auteurs, le siége primordial de la maladie serait dans la maladie de la moelle épinière.

Le Dr Carter, d'une opinion toute différente, soutient que la maladie commence dans les nerfs de la périphérie et s'avance de là vers l'axe cérébro-spinal, mais sans jamais l'atteindre. Les altérations les plus importantes s'observent dans les nerfs eux-mêmes. Cet auteur prétend que le nerf est tuméfié, d'un rouge foncé ou grisâtre, parfois demi-transparent, arrondi et dur ; ce serait dans le cylindre-axe, et non dans le névrilème que siégerait la maladie. Le nerf est en effet très-dense, les faisceaux de tubes nerveux sont infiltrés par une substance albumino-gélatineuse qui les comprime. L'épanchement qui entoure les tubes nerveux « les disjoint, de sorte qu'on remarque des espaces arrondis ou polyédriques dans chacun desquels on trouve les débris d'un ou deux tubes nerveux altérés.

De cette infiltration résultent trois faits importants : la dureté, l'opacité et la tuméfaction du nerf. Cette tuméfaction est particulièrement marquée dans les nerfs mixtes superficiels et dans les nerfs cutanés, « juste après le moment où ils perforent les aponévroses profondes. » Ceux qui sont le plus souvent malades sont les nerfs cubital, radial et musculo-cutané.

Ces altérations peuvent se rencontrer sur une longueur d'un pouce et plus ; quelquefois la production morbide s'étend davantage vers le canal spinal ; les os sont « raréfiés » par « destruction moléculaire. »

Quant à l'origine de la maladie du nerf, « il semble qu'elle consiste avant tout dans l'exsudat transparent, probablement albumineux, qui viendrait à s'épancher entre les tubes nerveux. Dans cet exsudat se développeraient des noyaux et plus tard des fibres ; les noyaux ont environ de $\frac{1}{2000}$ à $\frac{1}{1600}$ de longueur sur $\frac{1}{8000}$ de largeur ; ils sont transparents, arrondis et fort nombreux.

Enfin d'autres affections amputantes se voient dans les pays chauds. Tel le *Djuzam* ou maladie amputante de l'Inde, la *Quigila*, au Brésil. Toutes ces maladies sont différentes variétés de la *lepra amputans*. Nous en résumerons les signes par la description suivante d'une maladie appelée *Ngerengere*, et qu'on trouve chez les Nouveaux Zélandais. Les caractères sont presque identiquement les mêmes que ceux du Djuzam et de la Quigila.

L'affection commence par les extrémités. Il s'y fait une éruption gagnant rapidement le reste du corps. Par places il y a des ulcérations recouvertes de squames nombreuses, rappelant tout à fait l'aspect qu'offrent les plaques de lèpre vulgaire ? Ces plaques de psoriasis présentent parfois d'innombrables fissures ; quelquefois l'aspect est celui de l'ichthyose. Ces éruptions s'accompagnent d'un prurit très-vif. C'est une maladie chronique, à marche capricieuse. Elle envahit peu à peu les paupières, les sourcils, le nez, mais jamais la tête, les aisselles, ni les aines. Les muqueuses sont souvent affectées ; les yeux s'enflamment, la figure est livide ; « la peau de la face, du nez, des lèvres, du front, des paupières, est gonflée et indurée ; mais elle n'est jamais le siége de dépôts tuberculeux ; » la peau n'est *anesthésique* à aucune période de la maladie. Au bout d'un an environ, les diaphyses des os des extrémités (doigts et orteils) ont dis-

paru, molécule par molécule, par résorption interstitielle.
Les phalanges, manquant de soutien, ne tardent point à
tomber. Ce processus se développant toujours au bout de
quelques années, les doigts ont disparu, remplacés par de
petits tubercules ou des cicatrices difformes. La mort peut
terminer la scène, la constittuion étant profondément altérée. Il survient alors une diarrhée, une bronchite, etc.
Au début de la maladie, la santé générale ne semble
pas atteinte. Cette affection survient ordinairement avant 30
ans, le plus souvent elle attaque les individus vers leurs
20 ans. Ce sont les hommes qui sont le plus souvent atteints.
On voit fréquemment la maladie frapper tous les membres
d'une même famille. Les doigts sont plus souvent malades
que les orteils. La durée de l'affection est ordinairement
de cinq ou six ans.

Nous sommes absolument de l'avis du Dr Thompson auquel nous empruntons ces renseignements, quand il dit :
« From this outline we readily see that the disease is true
« leprosy. »

Dans le travail qu'on vient de lire, un écueil était, à notre
avis, surtout dangereux, celui de trop étendre chacun des
nombreux sujets dont nous avons eu à nous occuper.

Peut-être, en voulant éviter un excès, sommes-nous
tombé dans un autre.

Toutefois, quelle que soit la manière dont le sujet ait été
présenté, nos maîtres, nous l'espérons, en apprécieront
l'originalité, et ce sera pour nous un éloge si le lecteur
nous reproche seulement d'avoir été trop bref.

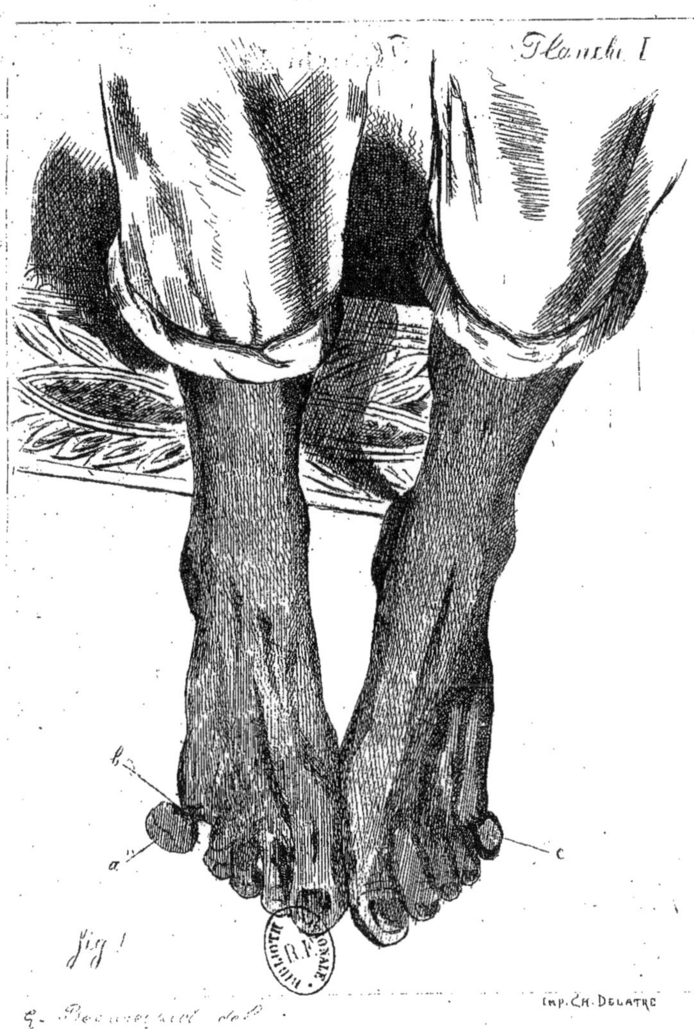

Planche I
b
a
c
Fig 1
G. Beauregard del.
Imp. Ch. Delatre

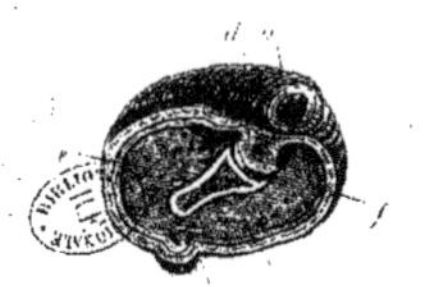
Planche
d
c
b

EXPLICATION DES PLANCHES.

Planche I.

La figure I, de cette planche a été dessinée d'après le dessin publié par les *Archives de médecine* dans le travail du D^r Da Silva Lima *Gazeta medica di Lisboa*. Les figures II et III, ont été empruntées au traité de Taylor, *On Skin diseases*, p. 363, qui lui-même les a trouvées dans les Transactions de la Société pathologique de Londres.

Fig. I. — Pieds d'un nègre atteint d'ainhüm, obs. 1.

    a. Ongle déformé.

    b. Sillon et pédicule.

    c. Le petit orteil du pied gauche commence à être atteint par le mal.

Fig. II et fig. III. — Aspéct que présentait la coupe sur un petit orteil amputé.

Fig. II. — *a*. Cicatrice résultant de la constrictiou.

    b. Articulation de la phalangine et de la phalangette.

    c. Coupe de la matrice de l'ongle.

    d. Tissu adipeux.

    f. Pigment de la couche de Malpighi.

Fig. III. *a*. Ulcération résultant de l'amputation.

    b. Coupe de la matrice de l'ongle.

    c. Phalangette, articulation intacte.
    d. Phalangine.

    c. Tissu adipeux.

    f. Peau et corps muqueux.

Planche II.

Les figures I, II, III et IV sont empruntées au mémoire de Debout.
Mémoires de la Société de chirurgie, t. V. La fig. V a été dessinée d'a-
près une lithographie qui accompagne le mémoire de Wenzel
Gruber, des Archives de Virchow.

Fig. I. — Cas de Beaty, hémimélie. (Obs. II, page 33.)

Fig. II. — Cas de Dolbeau, ectrodactylie. (Obs. VI, page 40.)

Fig. III. — Autre cas d'ectrodactylie. (Obs. VII, page 40.)

Fig. IV. — Absence du premier métacarpien. (Obs. VIII, page 40.)

Fig. V. — Cas de Wenzel Gruber. Amputation intra-utérine.
(Obs. XII, page 42)

Planche III.

Les figures qui composent cette planche ont été empruntées au
Mémoire de Wenzel dans les Archives de Langenbeck. Elles montrent
deux cas curieux d'amputation intra-utérine (Obs. XIII et XIV,
pages 43 et 44).

Fig. 1. — Main droite.
   a. Pédicule et gonflement du médius.
   b. Sillon de l'index.
   c. Annulaire et auriculaire dont il né reste que la première pha ·
   lange.

Fig. II. — Main gauche.
   a. Le medius et l'annulaire manquent.
   b. Auriculaire réduit à la première phalange.

Fig. III. — Carpe microscopique du pédicule du medius droit.
   (*a*, fig. I.)
   a. Peau.
   b. Tissu cellulaire.
   c. Glande sudoripare.

Fig. IV. — Coupe passant par le pédicule.

Fig. V et VI. — Mains d'Est Giovanni Bartolo (obs. XIV, page 44).

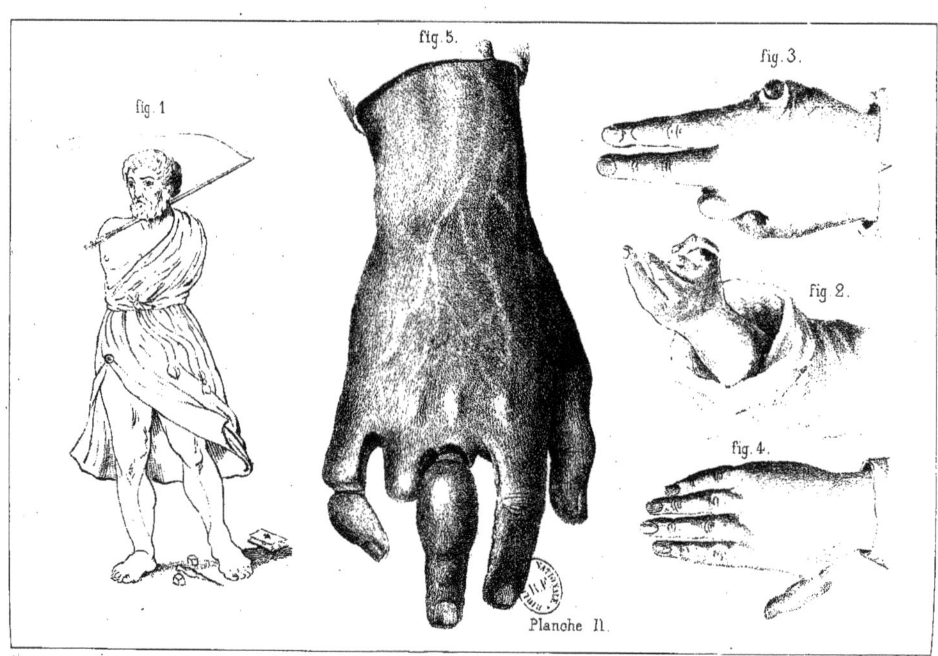

fig. 1
fig. 5.
fig. 3.
fig. 2.
fig. 4.
Planche II.
Imp. Frick ainé & fils Paris

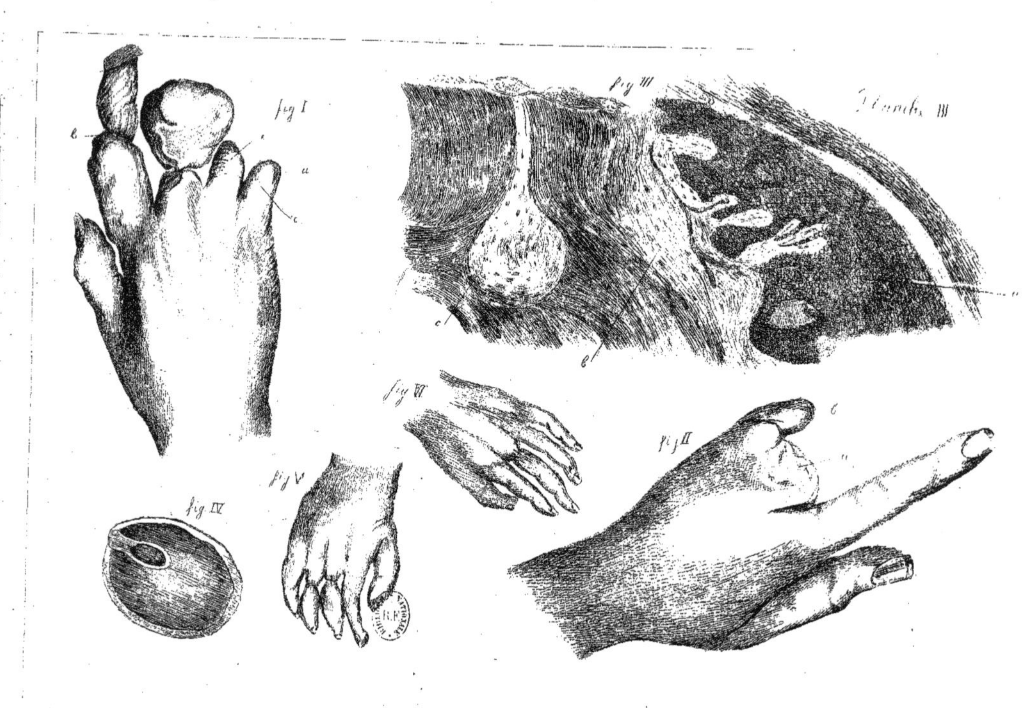

G. Beauregard, del.

Imp. Ch. Delâtre.

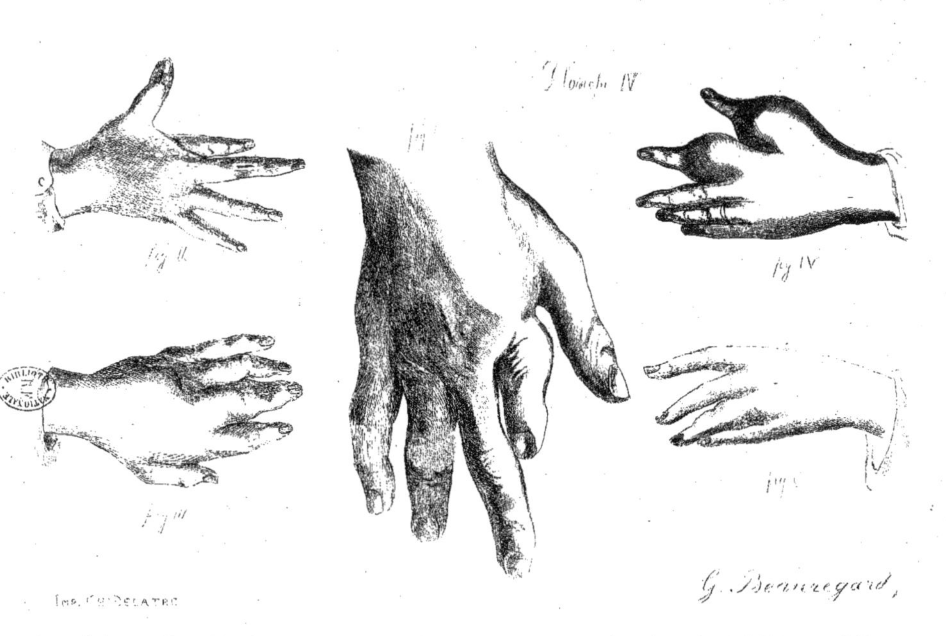
Planche IV
Fig. II
Fig. III
Fig. I
Fig. IV
Fig. V
Imp. Ch. Delatre
G. Beauregard,

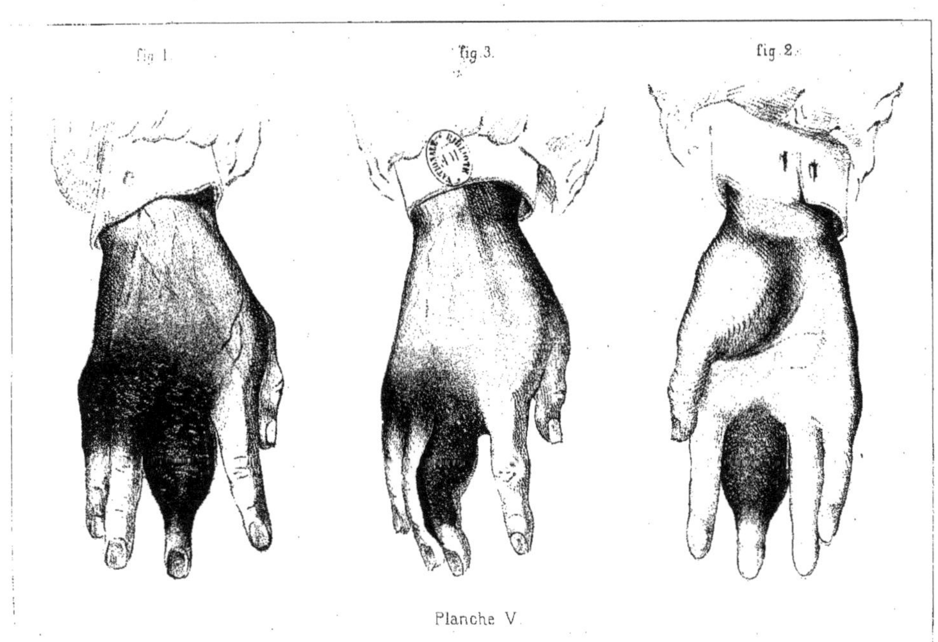

fig.1
fig.3
fig.2
Planche V.

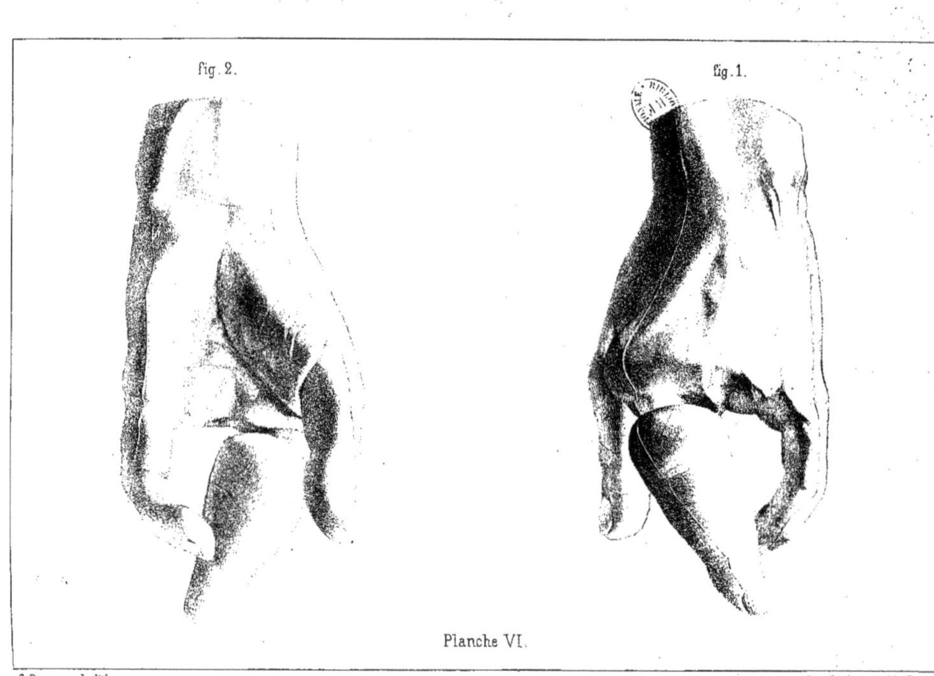

G. Beaure rd lit. gr.

Im. Frick aîné & fils, Paris.

Planche IV.

Les figures I, II et III de cette planche ont été dessinées d'après les gravures du travail de Taylor, 1871, *in American journal of syph. and dermat.*

Les figures IV et V sont empruntées au *Medical Press and Circular.* Article de Morgan, janvier 1872.

Ces figures montrent l'état des doigts dans la dactylite syphilitique.

Fig. I. — Cas de Mac Cready. (Obs. XXV, page 83).

Fig. II et III. — Cas de Volkman. (Obs. XXIV, page 81).

Fig. IV et V. — Cas de Morgan.

Planche V.

Les figures I et II de cette planche ont été dessinées d'après le moule pris sur le malade, par M. Baretta.

La figure III a été dessinée d'après nature. (Obs. XXI, page 73).

Planche VI.

Cas de Mirault d'Angers, publié par M. Ar. Verneuil (*Gazette hebdomadaire.* Obs. XXVI de notre thèse, page 85.)

Cette planche a été dessinée d'après le moule en plâtre qui se trouve déposé à la Société de chirurgie. Un dessin de ce moule se trouve dans le traité du diagnostic chirurgical du Dr Després. Les dimensions restreintes de cette gravure nous ont décidé à faire cette lithographie; c'est un beau cas de dactylolyse par sclérodermie.

TABLE DES MATIÈRES.

Paris. A. PARENT, imprimeur de la Faculté de Médecine, rue M^e-le-Prince 4.

www.ingramcontent.com/pod-product-compliance
Ingram Content Group UK Ltd.
Pitfield, Milton Keynes, MK11 3LW, UK
UKHW020848120726
13693UKWH00002B/891